妊娠期疾病防治新理念

主 编

孔方方 周英杰

副主编

张翼翀 马振军 张增巧 王香青

包洪云 赵玲娟 王 茹

编著者

王晔西	布 凡	史万平	白玉滢	任 丽
孙太慧	孙丽娟	刘 娜	刘运成	张晓凡
苏晓燕	李新敏	吴志高	宋鹏帆	杨 杰
郑 重	姜丽萍	袁小玉	袁宝英	高 捷
尉玲媛	戚彩彩	崔乾华	彭 婷	满荣荣

金盾出版社

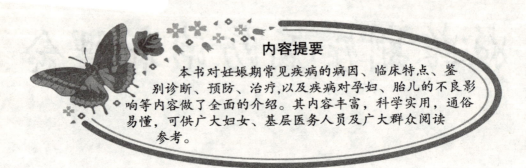

内容提要

　　本书对妊娠期常见疾病的病因、临床特点、鉴别诊断、预防、治疗,以及疾病对孕妇、胎儿的不良影响等内容做了全面的介绍。其内容丰富,科学实用,通俗易懂,可供广大妇女、基层医务人员及广大群众阅读参考。

图书在版编目(CIP)数据

妊娠期疾病防治新理念/孔方方,周英杰主编. -- 北京 ：金盾出版社,2012. 10

ISBN 978-7-5082-7695-3

Ⅰ. ①妊… Ⅱ.①孔…②周… Ⅲ.①妊娠病—防治 Ⅳ. ①R714.2

中国版本图书馆 CIP 数据核字(2012)第 113567 号

金盾出版社出版、总发行

北京太平路 5 号(地铁万寿路站往南)

邮政编码:100036 电话:68214039 83219215

传真:68276683 网址:www.jdcbs.cn

封面印刷:北京精美彩色印刷有限公司

正文印刷:北京万友印刷有限公司

装订:北京万友印刷有限公司

各地新华书店经销

开本:705×1000 1/16 印张:15.25 字数:190 千字

2012 年 10 月第 1 版第 1 次印刷

印数:1~8 000 册 定价:35.00 元

前　言

　　妊娠期疾病是产科最多见的病症,是危害孕产妇健康和生命的病症,也是引起流产、早产、死胎、死产、围生期死亡的病症,更是先天性疾病、先天性畸形发生的元凶。据统计,近 20 年来围生儿死亡率为 9.14‰,先天性心脏病为 8‰。同时还发现近 20 年来妊娠期疾病谱也发生了很大变化,肥胖症、高血压、糖尿病、贫血、病毒感染五大病症逐年上升,成为产后大出血及围生期死亡的主要原因之一。全国每年出生的新生儿有 2 300 万～2 500 万,其中有 40 万～50 万新生儿患先天性疾病,罹患神经管畸形新生儿约有 10 万个,有的甚至终身残疾。这些先天性疾病本来是完全可以预防的,却因缺乏对本病病因的知晓,而给这些家庭带来不幸,也给社会造成沉重的负担。因此,必须予以高度重视。

　　本书以妊娠期女性生理变化及全身各系统改变为依据,归纳了 15 个方面,系统介绍了妊娠期常见疾病的病因、临床特点、诊断步骤,以及疾病对孕妇、胎儿的不良影响。同时介绍了疾病的早期发现、早期就医、早期诊断、早期治疗、早期预防等新理念。我们编写这本书旨在呼吁全社会都来保护母亲,保护胎儿及新生儿,降低母子死亡率,降低先天性畸形、先天性疾病的发生率,使父母在生育健康宝宝的同时,获得新知识、新理念。希望广大读者从本书中有所收获和启迪。

　　由于作者水平有限,书中难免存在许多不足,恳请读者给予批评指正。

孔方方

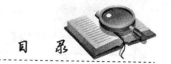
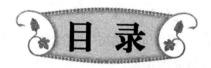

目 录

一、基础知识

二、妊娠期消化系统疾病

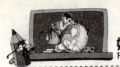

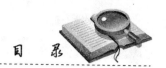

三、妊娠期呼吸系统疾病

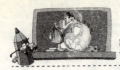

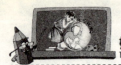

七、妊娠期血液系统疾病

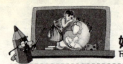

八、妊娠期糖尿病

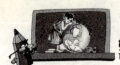
九、妊娠期神经系统疾病

十、妊娠期营养缺乏性疾病

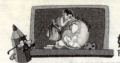

十三、妊娠期传染病

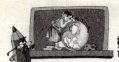

十五、妊娠期其他疾病

一、基础知识

妊娠期是母体为了适应胎儿日益生长发育的需要,在胎盘激素及孕激素的作用下,全身各系统、各器官及组织都发生一系列改变的重要时期(图 1)。随着分娩后胎盘的排出,胎盘激素急骤减少直至消失,妊娠期所引起的各种改变,也将于产后 2～6 周内逐渐恢复。因此,了解和掌握产科知识,可以使孕妇的工作、生活、饮食及营养等方面适应妊娠期的生理改变,并注意观察妊娠各期的表现,从而保障母体平安度过 10 个月妊娠期。

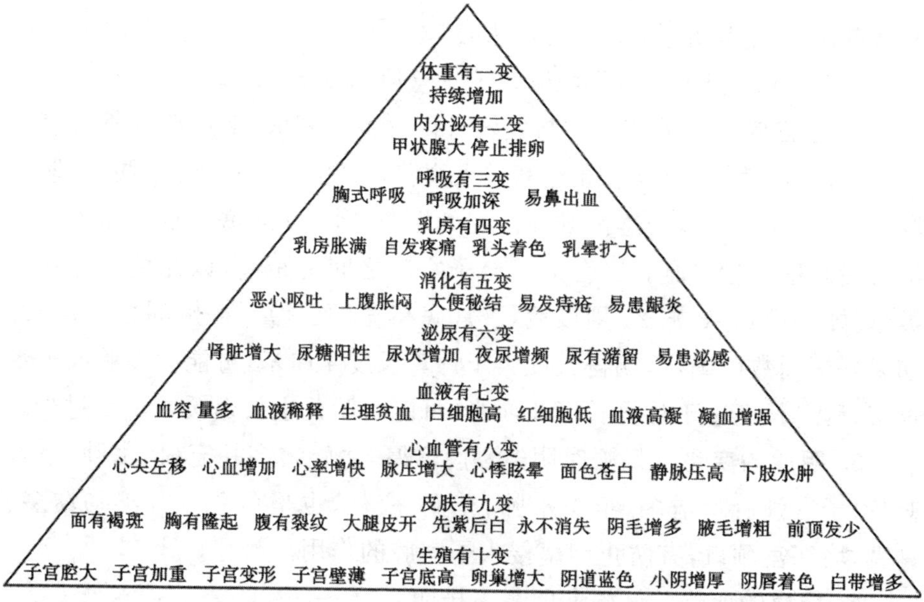

体重有一变
持续增加
内分泌有二变
甲状腺大 停止排卵
呼吸有三变
胸式呼吸 呼吸加深 易鼻出血
乳房有四变
乳房胀满 自发疼痛 乳头着色 乳晕扩大
消化有五变
恶心呕吐 上腹胀闷 大便秘结 易发痔疮 易患龈炎
泌尿有六变
肾脏增大 尿糖阳性 尿次增加 夜尿增频 尿有潴留 易患泌感
血液有七变
血容 量多 血液稀释 生理贫血 白细胞高 红细胞低 血液高凝 凝血增强
心血管有八变
心尖左移 心血增加 心率增快 脉压增大 心悸眩晕 面色苍白 静脉压高 下肢水肿
皮肤有九变
面有褐斑 胸有隆起 腹有裂纹 大腿皮开 先紫后白 永不消失 阴毛增多 腋毛增粗 前顶发少
生殖有十变
子宫腔大 子宫加重 子宫变形 子宫壁薄 子宫底高 卵巢增大 阴道蓝色 小阴增厚 阴唇着色 白带增多

图 1 妊娠期母体各系统的变化

（一）妊娠期生殖系统变化

1. 子宫腔容量的变化　非妊娠子宫腔容量约为 5 毫升。妊娠后由于胎儿的生长发育，胎盘的形成和增大及羊水的增多，子宫腔也随之逐渐增大。足月妊娠时，子宫腔的容量可增至 5 000 毫升左右，是非妊娠期的 1 000 倍。

2. 子宫重量的变化　非妊娠子宫重量约为 50 克。妊娠后由于子宫肌纤维肥大和增生、血管增多增粗及血流量的增多等，子宫的重量也逐渐增加。足月妊娠时子宫重量为 1 000～1 250 克，是非妊娠子宫重量的 20～25 倍。

3. 子宫形状的变化　妊娠后子宫由原来的倒梨形变为圆球形或直立的椭圆形。在妊娠早期胎盘种植的子宫部位向外突起，使子宫外形不对称。妊娠 3 个月后，子宫外形才逐渐变为均匀、对称。足月妊娠时，子宫底部增大最为明显，子宫底向上膨出。妊娠晚期子宫容量进一步扩大，子宫壁逐渐变薄。足月妊娠时子宫壁厚为 0.5～1 厘米。

4. 子宫底高度的变化　与妊娠月份有关。妊娠 12 周前妊娠子宫位于盆腔内，妊娠 12 周以后才逐渐进入腹腔，子宫底开始能在下腹部、耻骨联合上缘处扪及，以后逐渐升高。在妊娠 20 周末子宫底高度与脐平。妊娠时沿腹壁测量自耻骨联合上缘至子宫底之间的距离，以此估计妊娠周数（妊娠月份）。妊娠 24 周以后，子宫底高度（厘米）＝妊娠周数×7÷8。如果妊娠周数已确定，测得长度大于计算长度 4 厘米，可能为多胎或羊水过多；测得长度小于计算长度 4 厘米，可能为胎儿生长迟缓或羊水过少。

5. 阴道的变化　妊娠时阴道黏膜增厚，血管增多并充血、水肿，呈紫蓝色；子宫颈血管增多，组织水肿、充血、变软，也呈蓝色。分泌物增多、黏稠，堵塞宫颈口，有防止细菌侵入子宫腔的作用。

6. 卵巢的变化　妊娠期卵巢不排卵。

（二）妊娠期血液系统变化

1. 血容量增多 妊娠第六周时，血容量开始增多，到妊娠中期则迅速增多。最初 3 个月增多是相对缓慢的，到第 32～36 周时达最高水平，一般妊娠可增多 1 000 毫升，而双胎妊娠则增多 1 500 毫升，分娩后 6～8 周又恢复正常。妊娠期血容量增多 30％～45％，其中血浆容量占 40％～50％。

2. 红细胞容量增多 妊娠期红细胞增多较晚、较少。红细胞容量增多 18％～30％（平均约为 300 毫升）。由于妊娠期红细胞容量的增多不及血浆容量的增多显著，所以红细胞被稀释，红细胞压积降低（从 0.41 降至 0.375）。这就是妊娠期生理性稀释性贫血的原因。这种贫血越到妊娠晚期越明显，分娩后又轻度下降，至产后 6 周恢复正常。妊娠期生理性的血容量增多对氧的输送非常有利，虽然妊娠时血红蛋白浓度降低，但对孕妇及胎儿代谢所需氧气的输送比正常血容量时更好。

3. 白细胞增多 自妊娠第七周白细胞开始增多，以后缓慢上升，到妊娠中期及晚期可达 16×10^9/升，主要是中性分叶核粒细胞增多。于分娩后 6 日恢复正常。必须指出的是，在妊娠期不能单凭一次白细胞计数的多少而诊断有无感染及其程度。

4. 淋巴细胞相对减少 因此细胞免疫受到抑制。

5. 血小板减少 妊娠期血小板减少，以妊娠晚期减少最明显，但一般不会减少至低于正常。血小板减少主要是血液稀释所致，也有妊娠期血小板一直正常或在妊娠晚期增多的，均为正常现象。

（三）妊娠期心血管系统变化

1. 心脏改变 自妊娠 8～10 周开始，心率逐渐增快，每分钟平均增加 10～15 次，到 34～36 周时达最高峰，以后又逐渐下降，到产后 6 周便可恢复正常。单胎妊娠的孕妇心率可增加 21％，双胎妊娠的孕妇心率可

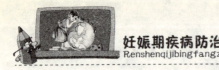

增加 40%。妊娠后期由于膈肌被抬高,心脏被向上向左推移,心尖搏动也随之向上向左,而且更接近胸壁,由于心搏量的增多,心脏工作量增大,心室壁轻度增厚。

2. 血压改变 妊娠时心排血量的增加是由于每次心搏量增多及心率增快,但对动脉压的影响很小。外周血管扩张,血管阻力降低,四肢的血流量增加,孕妇的手足有温热感。由于妊娠时回流到下腔静脉的血液增多,加上子宫本身和胎儿不断长大压迫下腔静脉,下肢静脉压可比正常增高,故孕妇常有下肢水肿或静脉曲张。

(四) 妊娠期呼吸系统变化

1. 解剖学改变 妊娠后由于膈肌上升,肋骨向外扩展,胸腔各径均有增加。到妊娠后期子宫增大,腹压增加,膈肌运动幅度减小。但胸廓活动增加,以胸式呼吸为主,气体交换不变。

2. 肺功能改变 妊娠后呼吸次数不变,但每分钟通气量增加,由妊娠前的 8 升升至足月妊娠的 11 升,以满足孕妇对氧的需要。由于通气量的增加可吸入更多的氧气,以保障胎儿和胎盘的需要,同时呼出更多的二氧化碳,有利于胎儿体内二氧化碳向母体扩散及排放。

(五) 妊娠期消化系统变化

1. 食欲改变 妊娠后 6～8 周,可出现恶心,有时伴有呕吐,晨起更加明显。食欲缺乏,喜食清淡、酸类食品,喜饮水,偏食,厌油,对烟、酒等不感兴趣。

2. 口腔改变 妊娠后出现牙齿松动,易生龋齿,牙龈充血、水肿、增厚,刷牙时牙龈易出血。有的孕妇唾液增多和流涎等。

3. 胃肠改变 妊娠时随着子宫逐渐增大,胃肠被推向上方和两侧,盲肠和阑尾的位置也发生改变。妊娠合并阑尾炎时,其临床表现不典型,易致误诊。

胃肠道平滑肌张力减低,蠕动减慢,胃排空时间延长,因此孕妇多有上腹部饱胀感。妊娠中晚期,胃内容物可反流食管下部而产生烧灼感,由于胃酸和胃蛋白酶分泌减少,消化力减弱,原有消化道溃疡病患者的临床表现可减轻或消失。胃肠蠕动减慢、减弱,粪便在大肠内停留时间较长,水分逐渐被吸收而出现便秘,常可引起痔疮或原有痔疮症状加重。

(六)妊娠期泌尿系统变化

1. 肾体积改变 妊娠时肾体积增大,这可能与妊娠时肾血容量增加及肾血管扩张有关。产后 6 个月可恢复正常。葡萄糖滤过增多,当肾小管对葡萄糖的再吸收不能相应增加时,即可出现糖尿,约有 15% 的孕妇有糖尿。由于尿中葡萄糖为细菌生长提供了有利条件,故孕妇容易发生泌尿系感染。

2. 肾盂和输尿管改变 妊娠中期肾盏、肾盂和输尿管扩张,尤其右侧明显,可使两侧肾盂和输尿管中有尿潴留。这些改变有半数以上产后 2 周恢复正常。其余在产后 3 个月内才能恢复正常。输尿管扩张和尿潴留是孕妇易患急性肾盂肾炎或慢性肾盂肾炎复发的原因。

3. 膀胱改变 妊娠早期,膀胱由于受到日益增大的子宫压迫,膀胱容量减小,排尿次数增多。妊娠晚期常有尿意感,这是因为增大的子宫使膀胱位置发生改变,血运不畅,膀胱周围血管充血,尤其膀胱三角区充血所致。

4. 水潴留 足月妊娠时水分总贮量平均约为 7.5 升。因此,孕妇久站或久坐时,水分可在下肢积聚,出现凹陷性水肿,多在卧床休息后消失。当体内水分贮留更多时,则下肢水肿不消退。必须指出,仅有下肢凹陷性水肿而血压正常者属生理现象。这些孕妇所生的新生儿体重比无水肿者为重,围生儿死亡率也低。但上肢或面部水肿者,则为病理现象,常是妊娠高血压综合征的早期表现。

(七)妊娠期内分泌系统变化

1. 垂体改变 垂体前叶在妊娠期增大 1 倍以上,有的可压迫视交叉

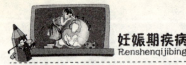
而使孕妇两颞侧偏盲,产后 10 日左右可恢复正常。产后如有出血性休克可使垂体缺血坏死,出现席汉综合征。

2. 胰腺改变 妊娠时胰岛的 B 细胞功能亢进,胰岛素分泌增加,以维持体内的糖代谢。如果孕妇胰岛的代偿功能不足,糖代谢障碍时,可在妊娠期出现糖尿病症状,称妊娠性糖尿病。此外,甲状腺、甲状旁腺及肾上腺等均增大,功能增强,使全身新陈代谢及生理功能旺盛。

3. 乳腺改变 妊娠时由于垂体生乳素、胎盘生乳素及雌激素的刺激使乳腺管增殖;孕激素使乳腺腺泡发育,乳房增大,乳晕着色且增大。乳晕上有很多散在的结节状突起,这是皮脂腺肥大所致。妊娠晚期可挤出少量黄色乳汁,称为初乳。

(八) 妊娠期皮肤和体重变化

1. 色素沉着 妊娠时面颊、乳头、腹白线、外阴部等处皮肤色素沉着明显,面部的妊娠斑为蝶形分布并呈褐色,于产后逐渐消退。

2. 妊娠纹 孕妇腹壁、大腿等处的皮肤可见较多的不规则的平行裂纹,在妊娠期呈紫色或淡红色,产后逐渐变为银白色,持久不消退。

3. 毛发改变 妊娠时阴毛、腋毛增多增粗。有的孕妇前顶部头发减少。

4. 腺体改变 腋下和阴部皮肤皱褶处发生炎症或糜烂,多不易治愈,于产后方能消退。这是汗腺和皮脂腺的功能亢进所致。

5. 体重改变 足月妊娠时体重可增加 12 千克,前半期增加约 4 千克,后半期增加约 8 千克。妊娠 13 周起每周增加 350 克,直至足月。若每周体重突然增加 5 千克以上,要特别注意隐性水肿。

(九) 妊娠早期表现

1. 月经停止来潮 凡健康、已婚育龄妇女,月经一向正常,出现停经即应考虑妊娠。

2. 早孕反应 出现恶心或伴有呕吐,食欲缺乏,头晕,多在晨起出现,可在数小时内消失,喜食清淡食物,流涎等。

3. 乳房增大 乳房胀大,乳头增大且着色。

4. 妇科检查 阴道黏膜及宫颈变软,呈紫蓝色,子宫增大变软。

5. 妊娠试验 闭经35天后,尿中出现绒毛膜促性腺激素,妊娠试验阳性。

6. 黄体酮试验 对疑为早孕的妇女,肌内注射黄体酮,每日20毫克,连续3日,停药3～7日仍未见月经来潮,则可能为妊娠。

（十）妊娠期应注意的问题

妊娠12周(3个月末)为早期妊娠;妊娠12～28周(4～6个月末)为中期妊娠;妊娠28～40周(7～9个月末)为晚期妊娠。

1. 妊娠早期 这个时期应及早补充叶酸,防止胎儿神经管畸形,不到或少到公共场所。感染风疹病毒或其他病毒,将导致先天性白内障及先天性心脏病。减少与猫、狗、猪等动物接触,不吃未煮熟的肉类,以防先天性弓形虫病。避免接触X线及滥用药物,以防胎儿畸形和发育迟缓。对孕妇要早期进行系统病史询问及身体检查,及早发现如贫血、高血压病、心脏病、肾脏病、结核病及性病等。早期妊娠如有阴道流血或腰酸下坠,即是先兆流产的症状,应立即到医院检查治疗。

2. 妊娠中期 这个时期应定期做产前检查,既可观察胎儿生长发育,又可了解母体的健康情况,如妊娠5个月后自觉胎动消失,医生听不到胎心或胎动;子宫不再增大,甚至缩小,与妊娠月份不符;超声波检查无胎儿及胎动波型,应立即到医院检查和治疗。

3. 妊娠晚期 这个时期要预防胎儿早产,因为早产儿各器官功能不成熟,死亡率较高。同时还要预防妊娠高血压综合征、胎盘早期剥离及前置胎盘等,因为这些疾病都可以致胎儿宫内发育迟缓,增加围生儿死亡机会。

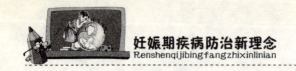

（十一）预产期计算方法

妊娠期为 280 天，农历为 10 个月。

1. 阳历计算法 以末次月经第一日计算，月份加 9 或减 3，日期加 7，即为预产期。例如，末次月经第一日为 2010 年 4 月 1 日，预产期为 2012 年 1 月 8 日。

2. 阴历计算法 以末次月经第一日计算，月份加 9 或减 3，日期加 14，即为预产期。例如，末次月经第一日为 2010 年农历 2 月初 2，预产期为 2011 年农历 11 月 16 日。

（十二）胎儿在宫内情况的评估

1. 胎儿外形主要特征及身长、体重（图 2）

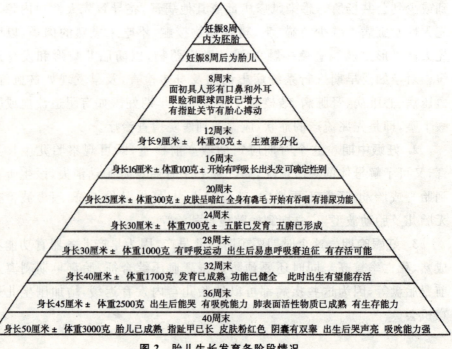

妊娠8周内为胚胎

妊娠8周后为胎儿

8周末
面初具人形有口鼻和外耳 眼睑和眼球四肢已增大 有指趾关节有胎心搏动

12周末
身长9厘米± 体重20克± 生殖器分化

16周末
身长16厘米±体重100克±开始有呼吸长出头发可确定性别

20周末
身长25厘米±体重300克±皮肤呈暗红全身有毳毛开始有吞咽有排尿功能

24周末
身长30厘米± 体重700克± 五脏已发育 五腑已形成

28周末
身长30厘米± 体重1000克 有呼吸运动 出生后易患呼吸窘迫征 有存活可能

32周末
身长40厘米± 体重1700克 发育已成熟 功能已健全 此时出生有望能存活

36周末
身长45厘米± 体重2500克 出生后能哭 有吸吮能力 肺表面活性物质已成熟 有生存能力

40周末
身长50厘米± 体重3000克 胎儿已成熟 指趾甲已长 皮肤粉红色 阴囊有双睾 出生后哭声亮 吸吮能力强

图 2　胎儿生长发育各阶段情况

2.计数胎动 目前最简单可行又具有实用价值的方法为计数胎动。

(1)正常情况下,孕妇每小时可感觉到 3 次以上胎动。

(2)每小时仅有 1 次或无胎动,或每日在固定的 3 次测量时间内(每次侧 1 小时),总计胎动仅 1～2 次,提示胎儿宫内缺氧。

(3)12～24 小时无胎动,提示严重缺氧,胎心音有可能在短时间内消失。

(4)可在妊娠 32 周起,每日早、中、晚分别静卧 1 小时,由孕妇主观感觉 3 小时内胎动数,再乘以 4 作为 12 小时内的胎动数。当 12 小时胎动数<10 次,或逐日下降超过 50％而不能恢复,或突然下降超过 50％,提示胎儿已缺氧。

(5)严重缺氧者胎动消失,12～28 小时后胎心也消失,如能及时发现胎动消失,尚有抢救胎儿的机会。

尽管孕妇自感胎动受孕妇的敏感程度、羊水量、腹壁厚度、胎盘种植位置及胎头固定程度等因素的影响,但影响不大,与电子仪扫描所测得的记录相接近。胎动消失只是一种危险信号,并非胎儿必然死亡。即使胎动已消失 12 小时以上,也有胎动再出现的情况。应当指出在分娩前 1 周胎动常常减少。值得注意的是,应用镇定药、解痉药、安眠药的孕妇,其胎动次数可减少或消失。尤其硫酸镁对胎儿胎动影响较大。

(十三)妊娠期营养缺乏的后果

妊娠期的营养对母体的健康、胎儿及新生儿的正常发育至关重要。妊娠期营养不足会导致以下不良后果:

1. 胎儿和新生儿死亡率增高 母体营养不良会导致胎儿和新生儿营养缺乏,全身各器官发育不成熟,血浆丙种球蛋白含量降低(出生体重越低,其值越低)。因此,对各种感染的抵抗力极弱,即使轻微的细菌、病毒或真菌感染,均可酿成致死的败血症。

2. 流产、早产和畸形 妊娠期维生素 A、B 族维生素、维生素 C、维生素 D、维生素 E 等的摄入量不足或缺乏,可导致流产及死胎。叶酸缺乏

可致胎儿神经管畸形。维生素 D 缺乏还可引起新生儿先天性佝偻病。

3. 新生儿体重下降 新生儿体重与母体的营养状况有着密切的联系。营养缺乏的母亲将产出低体重儿,体重越低其死亡率越高。

4. 贫血 妊娠期膳食中缺乏铁或铁利用不好,叶酸和维生素 B_{12} 缺乏,可致母婴患缺铁性贫血和营养性巨幼细胞性贫血。

5. 婴幼儿智力发育落后 妊娠期营养缺乏可致胎儿脑细胞生长发育延缓,脱氧核糖核酸(简称 DNA)合成减慢,将影响细胞增殖和髓鞘的形成,影响婴幼儿智力发育。

(十四) 妊娠期合理安排饮食

1. 吃的不要太咸 孕妇特别需要注意的是,平时饮食不要太咸。如果摄取的钠离子过多,会导致妊娠期高血压,发生死胎、胎儿发育不全、肺部发育不全;尤其是有高血压、高脂血症、糖尿病、肾脏病的孕妇,更须严格控制钠的摄入。

2. 均衡营养 一般来说,三大营养素的比例为:蛋白质 10%～14%,油脂 20%～30%,糖类 58%～68%。而且,孕妇因为子宫扩大压迫到肠道,比一般人更容易便秘,所以还需要能促进肠道正常蠕动的纤维素。除此之外,亚麻油酸和次亚麻油酸也非常重要,因为它们是胎儿脑部发育所需的脂肪酸,有助于婴儿脑部和视网膜的发育。孕妇最重要的是要均衡摄取六大类食物,包括奶类、鱼肉蛋豆类、五谷根茎类、蔬菜类、水果类及油脂类。

3. 补充钙质 一般来说,孕妇在怀孕末期,需要大量的钙质经胎盘供给胎儿,而孕妇所摄取的营养素中,钙质摄取的量和建议量的差距是最大的,有的孕妇常会加倍饮用鲜奶以补充营养,鲜奶固然含丰富钙质,但鲜奶中的铁、锌、叶酸和维生素 C 的含量都不足,所以还要多吃鱼和虾。

（十五）合理安排妊娠期生活

1. 衣着 妊娠期妇女宜穿棉织的宽大衣裤、鞋、袜,腰带不可过紧,以免影响全身血液循环及胎儿的正常发育。

2. 运动 妊娠期妇女应每日到户外适当做操和散步,以促进新陈代谢和组织器官的血液灌注,并可防止过胖。但不宜做活动量大的运动,以防流产或早产。

3. 劳动 妊娠期妇女可参加工作和劳动,但不应接触有毒气体和化学物品,以免影响胎儿的正常发育,避免过重的体力劳动,妊娠 7 个月后要减轻劳动强度,可适当做些家务劳动,有利于身心健康。

4. 睡眠 妊娠期妇女每日应有 8～9 小时的睡眠,中午应有 1 小时的休息时间。双手、双脚展开的"大"字形,堪称是人体最放松的姿态。朝右侧睡,从生理结构来看,胃偏左,右侧睡眠时消化系统呈顺向,有助于胃肠蠕动和消化。

5. 性生活 妊娠前 3 个月及妊娠晚期,没有任何理论上的说法此时应避免性生活,除非有前置胎盘、胎盘位置过低,行房可能引起出血。有早产迹象时,精液中的前列腺素可引起子宫收缩,应停止同房。美满的妊娠期性生活,有助于孕妇心情的调整。妊娠期禁欲可引起孕妇下腹痛、尿频等症状。每周 1 次性生活不会影响健康。

6. 防治痔疮 妊娠期由于体内雌激素的变化及子宫的压迫,易发生便秘或痔疮,随妊娠周数的增加痔疮越加恶化。因此,从妊娠开始应摄取足够的水分,多吃富含纤维素的蔬菜及水果,以促进胃肠蠕动从而防止便秘。如痔疮引起疼痛及肿胀时,可以在患处涂擦含局部麻醉药的药膏,或服用软便药、缓泻药,以协助排便,并养成定时排便习惯。禁止使用重泻药,以免引起流产或早产。

7. 清洁卫生 妊娠期妇女应保持清洁卫生,勤洗澡,勤洗外阴,勤换内衣,最好不用盆浴而采用淋浴。妊娠期每餐后应刷牙,保持口腔清洁。妊娠中期起,每日用温水、无刺激性的肥皂擦洗乳头,并用手指轻轻将乳

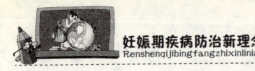
头向外牵拉,以免新生儿哺乳时吮吸困难。

8. 心理健康　妊娠期妇女应保持心情舒畅,避免精神忧郁、激动、紧张及恼怒,这样有利于胎儿的生长发育。妊娠3～4个月时,胎儿大脑对声音已有一定反应。腹中的胎儿常听欢快、轻松、美好动听的音乐,则会翩翩起舞,听到噪声则胎动减少或不动。胎儿在7～8个月时能听到妈妈的读书声。所以,音乐和读书提供的刺激有助于胎儿脑部的发育。

（十六）孕妇与早产的关系

孕妇要避免和减少早产儿的发生率,应该从孕妇指导做起,因为在发生早产的各种原因中,大部分为孕妇因素。具体方法如下:

1. 建立完善的孕产妇联系卡,定期给予门诊指导,除先天性生殖畸形外,大都可以通过孕妇保健来预防。

2. 重视产前检查,积极预防和控制妊娠高血压综合征,降低胎盘剥离发生率,及早治疗前置胎盘,纠正贫血。

3. 加强心脏病孕妇的管理,尤其在妊娠晚期易发生心力衰竭,威胁母子生命,准确判断能否继续妊娠,提出注意事项。

4. 普及孕期保健常识,做好卫生宣传,注意劳逸结合,避免各种感染,尤其是妊娠早期病毒感染。

5. 积极开展宫内诊断技术及超声检查,有助于判断胎儿成熟程度及胎儿宫内情况,从而做好早产儿出生前的一切必要的准备工作。

（十七）高危儿和高危新生儿的定义

高危儿是指胎儿或新生儿因本身有生理缺陷或病理改变,或因孕妇有高危因素而严重威胁胎儿或新生儿。前者称高危儿,后者称高危新生儿。

（十八）孕妇分娩高危儿的危害因素

1. 妊娠高血压综合征（以下简称妊高征） 病情越重，病程越长，对胎儿危害性越大，围生儿死亡率越高。

2. 心脏病 心脏病伴心力衰竭是致孕妇死亡的主要原因，孕妇心力衰竭往往可引起早产和胎儿缺氧。

3. 糖尿病 孕妇患糖尿病，其胎儿畸形率增高，难产多，围生儿死亡率高。在新生儿期，易因早产、窒息、中枢神经创伤、新生儿非透明膜病或巨大儿而死亡。宫内发育迟缓者，出生后精神和体格发育亦多异常。

4. 血型不合 血型不合可引起胎儿溶血病。若不及时治疗多在围生期死亡，必须在胎儿早期诊断。

5. 肝内胆汁淤积症 可导致早产及胎儿窘迫，增加围生儿死亡率。

6. 慢性疾病 孕妇患慢性疾病，如肾病、心血管病及结缔组织病时，胎儿在宫内生长发育迟缓。

7. 遗传性疾病 孕妇患有遗传性疾病时，约有25％的受精卵在16周内死亡。存活者至少有5％异常，大部分流产和胎儿发育异常与先天性畸形有关。应尽早在胎儿期查出遗传性疾病，确诊后可给予人工流产或有效措施。

8. 营养不良 孕妇营养不良可使胎儿体重减轻，早产儿发生率增加及胎儿急性营养紊乱。在产程内缺氧，出生时瘦而长及宫内营养不良者，在围生儿死亡率高，出生后精神运动发育受损和智力低下的发生率高。

9. 贫血和出血 孕妇患有严重贫血，可使胎儿生长迟缓及发生严重的新生儿窒息的危险。孕早期子宫有严重出血或反复出血，可引起流产及早产。孕中与孕末期子宫出血，多数是胎盘早期剥离或胎盘前置，围生儿死亡率比同期高7倍。

10. 早产、过期产、双胎 均可使围生儿死亡率增加。宫内生长迟缓，围生儿死亡率高出正常儿10倍以上。

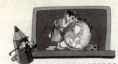
11. 妊娠期感染　孕妇在妊娠早期感染或患病毒性疾病,可使大部分胎儿畸形。妊娠期患传染性肝炎,早产儿发生率高。

12. 孕妇用药和放射线照射　易致胎儿畸形、内分泌功能异常、乳齿发育异常、造血功能障碍及早产等。

13. 孕妇年龄　孕妇年龄小于 16 岁者易患妊娠期高血压、早产或因骨盆过小而难产,年龄超过 35 岁者胎儿易患遗传性畸形、产前及产程中出血或死胎。

二、妊娠期消化系统疾病

妊娠期消化系统疾病的发生率不仅增高,且病情较重。尤其妊娠晚期,由于消化系统生理功能及解剖结构位置都发生了改变,使消化系统疾病的发生率与非妊娠期妇女不同。妊娠期消化系统疾病临床表现不典型,腹部体征不明显,甚至发生肠梗阻时,也无腹部压痛,急性阑尾炎的腹痛和阑尾压痛点可以上移到胆囊区等,造成诊断困难。

(一)妊娠期消化性溃疡的临床特点

1. 妊娠早中期,可使活动性消化性溃疡症状缓解或愈合,因为胃酸分泌减少,胃蠕动减弱,胃黏膜充血减轻,及孕酮对消化性溃疡有保护作用。

2. 妊娠晚期极易导致消化性溃疡恶化及大呕血。由于肾上腺皮质功能增强,激素分泌增多,胃液内盐酸及胃蛋白酶含量、分泌量逐渐增高,极易使消化性溃疡恶化。

3. 孕妇有慢性上腹部疼痛,病程较长,时发时愈。

4. 胃溃疡压痛多位于腹上区正中或稍偏左,十二指肠球部溃疡压痛点多位于腹上区稍偏右。前壁溃疡疼痛向同侧胸骨旁放射,后壁溃疡疼痛向脊柱旁相应部位放射。

5. 有典型的节律性疼痛,贲门部或小弯部溃疡疼痛常在饭后 $1/2\sim2$ 小时发作,幽门部或十二指肠球部溃疡疼痛常在饭后 $2\sim4$ 小时发作。

6. 胃小弯溃疡常有进食——疼痛——舒适的规律,而十二指肠球部溃疡常有进食——舒适——疼痛的规律,故常在夜间疼痛或睡眠中痛醒。

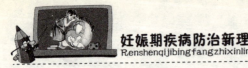
7. 溃疡疼痛时多伴有反酸、灼热感、恶心及呕吐等表现,进食后或服用碱性药物后疼痛减轻或缓解。如并发溃疡出血、穿孔、幽门梗阻等。

(二) 妊娠期消化性溃疡的早期诊断

1. 患者为妊娠妇女,多见于妊娠晚期。

2. 有典型的消化性溃疡病史,慢性病程,有时发时愈、时轻时重的腹上区疼痛病史,但也有少数患者病史较短。

3. 腹上区疼痛呈周期性反复发作,一年四季都可出现病情加重,有少数患者只有在春、秋季节发作。腹上区疼痛具有节律性,即疼痛——进食——缓解的顺序。可有半夜疼痛,而清晨不痛的特点。

4. 妊娠期不宜常规进行 X 线钡剂透视和纤维胃镜检查,此两项检查对孕妇及胎儿均不利。

5. 原有消化性溃疡的孕妇,一旦出现急性腹痛、腹肌紧张或休克等症状,应立即去医院进一步鉴别,不得延误,以防产科疾病的误诊、误治。

(三) 妊娠期消化性溃疡的治疗

目前认为,幽门螺杆菌和胃酸过多是导致消化性溃疡最主要的因素。其中 95%～100% 的十二指肠球部溃疡与幽门螺杆菌有关,而胃溃疡的因素较为复杂。治疗消化性溃疡采用抗酸药与两种抗生素的"三合一"疗法,已得到医学界的共识。但抗酸药中 H_2 受体拮抗药类,孕妇应慎用,因其对胎儿的安全性尚未确定,也不宜应用氢氧化铝,以免发生便秘。

1. 三合一疗法 见表1。连续治疗1周后,幽门螺杆菌的根治率可达 90% 以上。

表1　治疗幽门螺杆菌三合一疗法

质子泵抑制药或胶体铋药	抗菌药
奥美拉唑 40 毫克/日	克拉霉素(甲红霉素)500～1000 毫克/日
兰索拉唑 60 毫克/日	阿莫西林 1000～2000 毫克/日
枸橼酸铋钾(胶体次枸酸铋)480 毫克/日	甲硝唑 800 毫克/日
任选一种	任选两种
以上计量分 2 次口服,7 日为 1 个疗程	

2. 手术治疗　妊娠合并消化性溃疡出血、穿孔,经内科保守治疗无效时,需要手术修补或胃大部切除。术后给予常规保胎治疗。

(四) 妊娠期溃疡性结肠炎的临床特点

溃疡性结肠炎,又称慢性非特异性溃疡性结肠炎,是一种原因不明的慢性结肠炎,其临床特点是:

1. 发病年龄多在 20～40 岁,绝大多数患者发病缓慢,病情轻重不一,经久不愈,病程较长,有反复发作的倾向。

2. 伴有腹泻,轻者每日 3～4 次或 7～8 次,粪便混有黏液、脓性黏液或脓血样的糊状,严重者每日 10～30 次或更多。粪便呈血水样。约有半数病例腹泻和便秘交替出现,表现出病情的发作和病情的缓解。

3. 伴有腹痛,轻者无明显腹痛,但腹泻时多伴有肠绞痛,局限于左下腹或下腹部,有时腹痛后即要排便,并有里急后重感。

4. 伴有腹部压痛,轻型病例或缓解期可无腹部压痛,重型者左下腹部或全腹部多有压痛。肠鸣音亢进,可触到硬管状的降结肠或乙状结肠。

5. 患者常在妊娠早期或产褥期病情复发和恶化,常伴有低热、腹胀、消瘦及贫血等。

6. 妊娠期溃疡性结肠炎的孕妇,不宜常规进行 X 线钡剂灌肠和结肠镜检查。主要依靠病史和临床表现进行诊断。

（五）妊娠与溃疡性结肠炎的互相影响

妊娠期溃疡性结肠炎,约有 50% 的患者病情恶化,症状加重。这是因为妊娠期体内肾上腺皮质激素含量降低和精神神经因素,使自主神经系统功能紊乱,导致肠道运动亢进,肠管平滑肌痉挛性收缩,肠黏膜缺血、缺氧,毛细血管通透性增强,从而发生结肠黏膜炎症、糜烂及溃疡。溃疡性结肠炎由于慢性腹泻和胃肠功能混乱,均可影响正常铁的吸收,加之妊娠期胃肠功能紊乱及胃酸缺乏,影响叶酸和维生素 B_{12} 的吸收,可并发缺铁性贫血及营养不良性巨幼细胞性贫血,妊娠后又可加重贫血的病情。溃疡性结肠炎对妊娠的影响(图 3)。

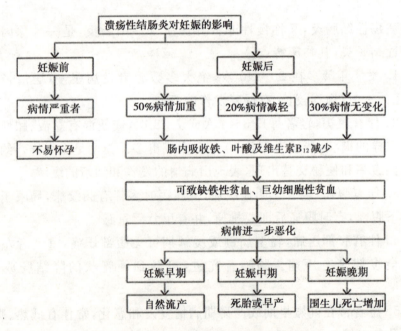

图 3　妊娠与溃疡性结肠炎的互相不良影响

1. 溃疡性结肠炎病程长、病情严重者,可影响受孕;妊娠早期病情恶化者,可以引起自然流产,妊娠中晚期病情恶化者,可以引起死胎或早

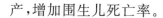

产,增加围生儿死亡率。

2. 溃疡性结肠炎可致孕妇营养不良、衰弱、贫血等,也可致胎儿发育迟缓、早产、死胎及婴儿贫血,围生儿死亡率增高。

（六）妊娠期溃疡性结肠炎的治疗

1. 止痛治疗 腹泻及腹痛严重者可短期用解痉药,如阿托品、普鲁本辛、山莨菪碱等。阿托品仅用于临床止痛。上述药品切不可长期大量应用,否则可出现严重的不良反应,如急性胃肠道扩张、严重腹胀、心率加快、口干、眼花及尿潴留等,对孕妇及胎儿均不利,必须谨慎用药。

2. 纠正贫血 根据贫血性质可口服琥珀酸亚铁,口服元素铁,每日150～200毫克,或口服叶酸,每次 5 毫克,每日 3 次,或肌内注射维生素 B_{12},每次 500 微克,每周 1 次;必要时可酌情少量多次输血。

3. 纠正脱水 因腹泻严重而有脱水及电解质紊乱时,可静脉补充液体及电解质。

4. 抗感染治疗 首选柳氮磺胺吡啶,可减少或减轻发作。每次1～1.5克,每日 3～4 次,口服。病情好转后,改为每次 0.5 克,每日 3 次。但也有人报告,本药可能致胎儿畸形,故妊娠早期应慎用或禁用。

（七）中医治疗妊娠期溃疡性结肠炎

1. 发作期的治疗 以清热燥湿、凉血止血、疏肝止泻为原则,可用槐花散加减(黄连、黄柏、秦皮、白芍、防风、荆芥穗、槐花、地榆、赤石脂、海螵蛸、甘草各等量)。病程日久,上述治疗欠佳时,宜用升补法治疗,选用升阳去湿和血汤(升麻、黄芪、苍术、肉桂、秦艽、当归、白芍、牡丹皮、生地黄、熟地黄、甘草)。

2. 缓解期的治疗 以健脾渗湿为原则,可用参苓白术散(党参、白术、茯苓、甘草、山药、莲子肉、白扁豆、薏苡仁、砂仁、桔梗)。也可兼用中药灌肠:马齿苋、紫花地丁、一见喜、蚂蚁草、白头翁等煎成100毫升药液,保留灌肠。

（八）妊娠期肝硬化的临床特点

有些孕妇在孕前已是乙型肝炎病毒所致的慢性活动性肝炎患者，发病隐匿，妊娠后出现消化系统症状，经检查已证实为肝硬化。

1. 代偿期肝硬化　主要临床特点为乏力、食欲缺乏、恶心、呕吐、消化不良、右上腹部隐痛或不适及大便不规则等。肝脾轻度大，肝功能多正常或轻度异常。代偿期肝硬化合并妊娠者，大多数可继续耐受妊娠全过程，并能娩出足月活婴。

2. 失代偿期肝硬化　主要临床特点为食欲减退、消瘦、疲倦、严重无力、腹痛、腹胀、腹泻、恶心、呕吐、牙龈出血、鼻出血、皮肤黏膜出血点、呕血、便血、黄疸、肝功能异常、脾大、腹水、胸水，并可见蜘蛛痣和肝掌。失代偿期肝硬化合并妊娠时，肝硬化的病情恶化，症状和体征加重，若继续妊娠，母子双方预后均较差。

（九）妊娠合并肝硬化的早期诊断

孕前已确诊为肝硬化者，妊娠合并肝硬化的诊断并不困难。但患者妊娠前发病隐匿或肝硬化代偿期诊断较困难，但下列几点有助于妊娠合并肝硬化的早期诊断。

1. 妊娠前曾患病毒性肝炎、长期营养不良、长期饮酒及有血吸虫病史。

2. 妊娠后出现原因不明的消化系统症状，如恶心、呕吐、食欲缺乏、消瘦、腹痛、腹胀、乏力及出血倾向。

3. 妊娠后出现原因不明的肝大，肝质地坚硬，表面不光滑，脾大，有腹水、胸水、水肿、蜘蛛痣及肝掌。

4. 妊娠后多次实验室检查肝功能异常，血浆总蛋白减低，白蛋白与球蛋白比例倒置，外周血血小板、白细胞计数减少，红细胞亦有不同程度减少。

5. 妊娠合并肝硬化,不宜常规进行 X 线钡剂检查食管静脉曲张征象。

（十）妊娠对肝硬化的影响

1. 妊娠前肝功能正常,既无明显的肝硬化症状和体征,又无任何并发症,肝脏代偿功能良好者,妊娠对肝硬化并无不良影响。

2. 必须指出,妊娠后使孕妇负担加重,增加了肝脏的代谢功能,对原有肝硬化不利,因此肝硬化妇女不宜怀孕。

3. 妊娠后可使原本稳定的肝硬化恶化,导致产后大出血而可能诱发肝昏迷。

4. 妊娠合并肝硬化,由于子宫逐渐增大,腹压逐渐增高,加之分娩时第二产程用力屏气,均可导致食管或胃底静脉曲张破裂出血。

5. 妊娠合并肝硬化容易并发妊娠高血压综合征,使肝硬化的病情加重,肝细胞损害加剧,亦易诱发肝性脑病。

6. 妊娠期肝硬化,由于血浆白蛋白减低及钠、水潴留等原因,可加重孕妇水肿、腹水和胸水,导致病情恶化。

（十一）肝硬化对妊娠的不良影响

1. 代偿期肝硬化的孕妇,由于肝脏病变较轻,病变范围较小,肝脏的代偿功能较强,全身各系统和器官的功能很少受累及,故可正常妊娠与分娩,对母子并无明显影响(图 4)。

2. 失代偿期肝硬化的孕妇,由于肝脏病变加重、骨髓无效造血、凝血功能障碍、脾功能亢进而血小板破坏过多,易出现弥散性血管内凝血,引起孕妇出血或产后大出血。

3. 失代偿期肝硬化的孕妇,由于腹水逐渐增多,可使分娩时子宫收缩无力甚至停止,导致分娩困难或难产。

4. 失代偿期肝硬化的孕妇,由于物质代谢障碍及营养失调,对妊

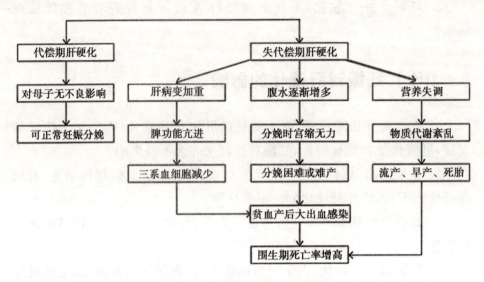

图 4　肝硬化对妊娠的不良影响

娠及胎儿均有不良影响,可以引起流产、早产及死胎,围生期死亡率增高。

5. 如果孕妇肝硬化系乙型肝炎病毒所引起,娩出的活婴多数成为乙型肝炎病毒携带者。

（十二）妊娠期肝硬化的治疗

1. 内科治疗　妊娠期肝硬化者应加强营养,给以高蛋白、高糖类、高维生素及低盐饮食、同时给予保肝治疗。孕妇应卧床休息,减少活动。如肝功能显著减退或有肝性脑病先兆者,应严格限制蛋白质。

2. 注意观察病情变化　妊娠期间定期检查血常规及肝肾功能变化,早期发现门静脉高压、脾功能亢进及食管静脉曲张并给予及早治疗。如有下列情况者应考虑终止妊娠:肝硬化病情严重、肝功能损害呈进行性恶化及妊娠期间无条件观察病情者。

3. 妊娠早期　肝硬化合并妊娠早期即出现肝功能代偿失调或有食管静脉曲张时,应终止妊娠。

4. 妊娠中期　肝硬化合并妊娠中期,病情稳定,肝肾功能无恶化者,可考虑继续妊娠,因为中期引产不易成功,且易致感染而诱发肝性脑病。剖宫取胎亦易诱发肝性脑病。

5. 妊娠晚期　肝硬化合并妊娠晚期,经内科充分治疗后,应争取经阴道分娩。如曾有食管静脉曲张破裂出血史或有特殊指征时,可考虑剖宫产。

6. 预防感染及出血　由于血小板减少、凝血因子缺乏、白细胞减低及贫血,产后易出现子宫出血,除及早给予止血和输入新鲜血外,应及时应用两种以上抗生素防治感染。

（十三）妊娠期发生肠梗阻的病因

肠梗阻是由于肠内容物在肠道内通过受到阻碍时出现的一种常见的急腹症。在妊娠期出现肠梗阻的病因有:

1. 由于子宫的增大挤压肠襻,使原本无症状的肠粘连因受压或扭转而形成肠梗阻。

2. 因先天性肠系膜根部距离过短,受到逐渐增大子宫的推挤时,肠道蠕动受到限制;过度牵拉和挤压,也可以使小肠扭转,引起肠腔狭窄,阻碍肠内容物的顺利通过,出现机械性肠梗阻。

3. 在妊娠期由肠穿孔而引起的穿孔性腹膜炎或由于肠系膜血栓形成,引起急性弥散性腹膜炎、腹膜后出血或感染,使肠壁肌肉发生麻痹,可引起麻痹性肠梗阻。

4. 妊娠中期子宫升入腹腔及妊娠晚期胎头降入盆腔时,或产后子宫突然收缩复原,在这些情况下肠襻急剧移位时均可发生肠梗阻。妊娠期肠梗阻有一半以上发生在妊娠晚期,10%的病例发生在产褥期,以粘连性肠梗阻最多,其次为肠扭转、肠套叠及恶性肿瘤。

（十四）妊娠期肠梗阻的临床特点

各种不同原因引起的肠梗阻,其临床特点也不尽一致,但肠内容物

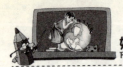

不能顺利通过肠腔的临床表现却是相同的。妊娠期合并肠梗阻的体征不明显,临床表现不典型,因为妊娠晚期子宫增大占据腹腔,肠袢移向子宫后方或两侧,或因产后腹壁松弛,故在诊断中应予高度警惕。

1. 腹痛 可以是阵发性绞痛,开始时较轻,以后逐渐加重,然后又逐渐减轻消失,经过一段时间又出现绞痛。也可以是阵发性腹痛或持续性阵发性加剧,即开始时很剧烈,疼痛消失也快,或疼痛消失后仍然隐隐作痛。值得指出的是,单纯性麻痹性肠梗阻腹痛不显著,甚至完全无腹痛。

2. 呕吐 肠梗阻早期,吐出物为发病前所进食物或胃液。此后,高位肠梗阻可以出现频繁呕吐,吐出量甚多,吐出物为胃液、十二指肠液、胰液和胆汁。低位肠梗阻时,呕吐出现较晚且次数较少,吐出物先为胃液、胆汁和液体,以后吐出小肠内容物,有臭味。此外,反复呕吐时可出现脱水、血钾过低、软弱、疲倦、嗜睡及无力等表现。

3. 腹胀 腹胀是肠梗阻较晚期症状,高位肠梗阻一般无明显腹胀,低位肠梗阻则全腹膨胀。

4. 无肛门排便、排气 完全性肠梗阻时无肛门排便、排气,急性高位肠梗阻仍可有少量排便、排气,不能因此认为无肠梗阻或梗阻为不完全性。肠梗阻早期肠鸣音亢进,晚期肠鸣音消失并可见肠型和肠蠕动波,在腹部可触及肿块和有压痛。

(十五)妊娠期肠梗阻的早期诊断

孕妇以往有阑尾炎、宫外孕及其他附件手术史,尤其手术后并发肠粘连的患者,一旦出现腹痛、呕吐、腹胀,无肛门排便、排气时,必须怀疑肠梗阻的可能。但是,孕妇在发病后几小时内有无排便和自肛门排气,对诊断肠梗阻并不重要,因为在病程初期高位肠梗阻时,梗阻部位以下积存的粪便和气体仍可自行排出。因此,要根据腹痛的类型、呕吐的内容物和腹胀程度,以及出现肠型、肠蠕动波、腹部压痛、腹部可触及肿块、肠鸣音先亢进后减弱或消失等表现,诊断方可成立。

妊娠期应避免常规 X 线检查,但可去医院做 B 超检查,以进一步确诊。血常规检查对本病诊断无特殊价值。妊娠期合并肠梗阻常延误诊断和治疗,以致孕妇和胎儿的死亡率均很高。因此,妊娠合并肠梗阻的早期诊断特别重要。妊娠期合并肠梗阻的预后主要取决于病因、发病的缓急、梗阻的性质与程度及全身情况,但关键在于早期诊断和及时治疗。

(十六) 妊娠期肠梗阻的治疗

妊娠期肠梗阻无论是保守治疗,还是手术治疗,首先要纠正由肠梗阻所致的水电解质和酸碱平衡紊乱。还应采取禁食,胃肠减压,减轻腹胀,改善梗阻以上肠段的血液循环,防治感染和毒血症等措施,尽力减少对孕妇和胎儿的危险性。

1. 妊娠期单纯性肠梗阻 保守治疗不宜超过 12～24 小时。如临床表现无好转,梗阻不能解除者,应以手术治疗为宜,以免将绞窄性肠梗阻误诊为单纯性肠梗阻而失去治疗时机。

2. 妊娠早期合并肠梗阻 经过保守治疗后,临床症状改善,肠梗阻解除者,可以继续妊娠。若经保守治疗无效,应先做人工流产,然后考虑剖腹手术治疗肠梗阻。

3. 妊娠中期合并肠梗阻 如无绞窄性肠梗阻时,也可试用保守治疗,如怀疑为绞窄性肠梗阻,即应及早手术治疗。

4. 妊娠合并晚期肠梗阻 由于膨大的子宫影响肠梗阻手术的进行,应先行剖宫产术,多数婴儿能存活。

(十七) 妊娠期急性胰腺炎的临床特点

妊娠任何时期都可合并急性胰腺炎,但以妊娠晚期及产褥期为多见。原患有胆囊炎和胆结石的孕妇亦可并发急性胰腺炎,甚至胰腺坏死,预后大多不良。妊娠期合并胰腺炎的死亡率是非孕妇死亡率的 5～10 倍以上,新生儿围生期死亡率亦高达 40% 左右,提示妊娠期合并急性胰腺炎病情多严重。

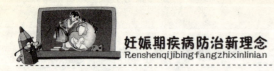

急性胰腺炎发病急骤，最主要的表现是腹痛，多突发于上腹部，或稍偏左侧，极少蔓延到脐下，可向背部和腰部放射。疼痛多为持续性，不缓解，并可有阵发性加剧，类似刀割状。常伴有剧烈和频繁的恶心和呕吐，吐出物为食物和胃及十二指肠液。早期即可出现面色苍白、出汗、四肢厥冷而潮湿、脉速弱及血压急剧下降等休克表现。部分孕妇可出现轻度黄疸。病后 2～3 日体温上升至 38℃～39℃。如高热不退，可能并发胰腺脓肿。

腹部体征与症状的严重程度常不成比例，尤其妊娠晚期合并急性胰腺炎时，子宫增大，腹部膨隆，胰腺的位置相对较深，上腹部压痛和反跳痛不明显，未发生弥散性腹膜炎时，亦可无腹肌紧张。由于腹腔炎症刺激会引起子宫收缩，常可掩盖胰腺炎的腹痛。因此，妊娠合并胰腺炎的早期诊断十分重要。

（十八）妊娠期急性胰腺炎的早期诊断

急性胰腺炎的病变程度不同，其临床表现差异很大，凡是上腹部突然出现持续性疼痛，阵发性加剧而又不能忍受，并伴剧烈频繁的恶心、呕吐，吐出物为食物和胃、十二指肠液，且腹部有压痛，腹肌紧张或有反跳痛时，应立即去医院常规检测血清淀粉酶。大多数患者在发病 3～12 小时后，血清淀粉酶开始上升，在 24～48 小时内显著增高，可达500～2 000苏氏单位，对早期诊断有重要价值。但非特异性，其他疾病也可升高，不过很少超过 300 单位。

必须指出，有的孕妇合并急性胰腺炎，胰腺严重破坏，血清淀粉酶反而下降，但血清脂肪酶持续升高，超过 1.5 康氏单位，可以帮助诊断。

（十九）妊娠期急性胰腺炎的治疗

妊娠期急性胰腺炎时，无论采用何种治疗方法，均要充分考虑胎儿的安全，应给予保胎治疗，必须密切观察宫缩、阴道有无流血及胎动、胎

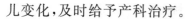

儿变化,及时给予产科治疗。

1. 禁食及胃肠减压 病情轻者,可给予流食,如藕粉、米汤等。禁食蛋白质和脂肪,腹痛明显者应禁食1～3日。病情严重者,除禁食外,还要进行胃肠减压,吸出胃液后可减少胰液分泌,以使胰腺得到修复机会。禁食孕妇每日静脉滴注5%葡萄糖生理盐水1 000毫升,10%葡萄糖液2 000毫升,尚须补足吸出的液体量,还要及时补充氯化钾等电解质。

2. 止痛解痉 剧烈腹痛时,可皮下或肌内注射度冷丁,每次50～100毫克;阿托品,每次0.5毫克,每4～6小时1次。亦可用普鲁卡因1克溶于10%葡萄糖液500～1 000毫升中,静脉滴注。

3. 抑制分泌 常用阿托品,肌内注射,每次0.5毫克,或口服普鲁本辛,每次15毫克,每日4次,可减少胃酸和胰腺分泌。但前者有心跳加快及尿潴留等不良反应。

4. 抑制胰酶活性 抑肽酶适用于出血坏死型胰腺炎,第1～2日,每日10万～20万单位,静脉滴注,以后逐渐减量至每日2万～4万单位,1周为1个疗程。发病早期大量静脉滴注疗效较好。

5. 手足搐搦症 血钙降低者,可静脉注射10%葡萄糖酸钙,每次10～20毫升,每日1～2次。如血钙不低而手足搐搦者,应注意有无镁离子降低。呕吐时要注意有无碱中毒,应及时纠正。

6. 防治感染 水肿型胰腺炎非细菌感染,一般不主张用抗生素。坏死型胰腺炎易发生感染,引起脓肿或腹膜炎,多选用氨苄青霉素、先锋霉素。氯霉素、庆大霉素、链霉素等对母子均有严重的不良反应,故应忌用。

（二十）妊娠期阑尾解剖位置的改变

妇女怀孕后,随着子宫逐渐增大,将盲肠和阑尾逐渐向上推移。

1. 妊娠3～4个月时,阑尾的位置上移到髂嵴下3厘米。

2. 妊娠5个月末,阑尾的位置已上移到髂嵴水平。

3. 妊娠6个月末,阑尾的位置可以上升到与脐平或髂嵴水平以上。

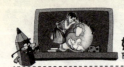

4. 妊娠 8 个月末,阑尾的位置可以上升到髂嵴上 3 厘米。

5. 妊娠 10 个月时,阑尾的位置可高达胆囊区。

6. 在分娩后 10 日左右,阑尾才下降到非妊娠期的正常部位。如果妊娠前曾患过慢性阑尾炎或其他原因,局部有粘连,阑尾也可能不随子宫的增大而向上移位。阑尾在向上移位的同时,呈逆时针方向旋转。盲肠和阑尾亦常向外、向后移位,其中一部分阑尾被增大的子宫所覆盖(图 5)。

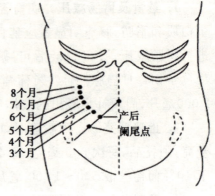

图 5　妊娠各期及分娩后阑尾的位置

(二十一) 妊娠与急性阑尾炎的互相影响

资料表明,孕妇合并急性阑尾炎者,占住院产妇的 0.3%～1%,可见妊娠期急性阑尾炎并非少见。

1. 由于妊娠,尤其妊娠中晚期阑尾的位置被推上移,合并急性阑尾炎时临床症状和体征不典型,医生对其缺乏充分认识,患者及其家属对治疗存有诸多顾虑,就医较晚,故妊娠期合并急性阑尾炎时,极易延误诊断和治疗,病情多较严重(图 6)。

2. 由于妊娠子宫逐渐增大,将大网膜和小肠向上推移,急性阑尾炎炎症病灶不易局限化,而易导致弥散性腹膜炎。

3. 妊娠期急性阑尾炎时,阑尾坏死与阑尾穿孔发生率增高,易导致严重的腹腔感染。

4. 妊娠期妇女体内肾上腺皮质激素水平增高,降低了机体对急性阑尾炎炎症的反应,因而掩盖了早期临床表现,使炎症迅速扩散。

5. 由于急性阑尾炎的刺激和阑尾手术的干扰,容易引起流产及早产,母子死亡率均增高。

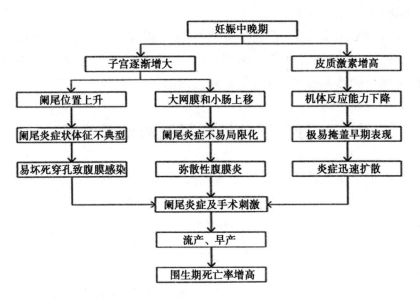

图 6 妊娠与急性阑尾炎的互相影响

（二十二）妊娠期急性阑尾炎的临床特点

1. 阑尾压痛点上移　由于妊娠子宫的逐渐增大,阑尾的位置逐渐上移,阑尾炎时压痛点亦随妊娠月份的增加而上升,故阑尾压痛点不固定、不典型。

2. 腹部触痛不明显　妊娠早期合并急性阑尾炎时,腹部触痛与非妊娠期阑尾炎基本相同。妊娠中晚期合并急性阑尾炎时,前腹壁触痛不明显而腰部可有明显触痛,这是因为阑尾被增大的子宫覆盖,阑尾的位置被推向腹腔深处。

3. 腹壁无肌紧张和反跳痛　妊娠期孕妇(尤其妊娠晚期和经产妇)腹壁变薄,腹肌松弛。如有阑尾穿孔并发弥散性腹膜炎时,增大的子宫将前腹壁掀起,故前腹壁无肌紧张和反跳痛,而腹部两侧可有压痛。

4. 感染扩散迅速　妊娠期合并阑尾穿孔后不易局限化,除引起弥散性腹膜炎外,还可能引起膈下脓肿,感染侵入子宫、胎盘而引起流产、早

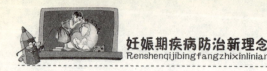

产、死胎,危及孕妇生命。

5. 极易误诊误治 妊娠早期合并急性阑尾炎时,容易作出正确诊断,而在妊娠中晚期合并急性阑尾炎时,其临床症状和体征多不典型,使急性阑尾炎的诊断发生困难,常易延误诊治。

(二十三)妊娠期急性阑尾炎的早期诊断

妊娠中晚期急性阑尾炎时诊断较为困难,而妊娠期的急性阑尾炎穿孔率又较高,腹腔感染直接危及母子生命。应做好早期诊断。

1. 孕妇在孕前曾有急、慢性阑尾炎发作史者。

2. 妊娠后突然出现腹痛是由上腹部或脐周围开始,然后又有转移至右下腹痛。

3. 妊娠中晚期合并急性阑尾炎时,腹痛和触痛的部位较一般为高,或无腹部触痛、肌紧张及反跳痛,或腹部两侧及腰部有明显触痛。

4. 令孕妇左侧卧位,使子宫向左移位,若触痛点在子宫外,且触痛更显著者可确定诊断。

5. 外周血白细胞计数增高,体温升高,脉率增快。

6. 诊断不能肯定时,可进行 B 超检查,准确率可达 90％～96％。

7. 妊娠期急性阑尾炎时,往往其临床表现较轻,但病情和病理改变较重,如急腹症病情呈进行性加重,在排除其他疾病后,特别是妊娠中晚期,仍应考虑急性阑尾炎的可能性。宁可及早手术探查,不得一再延误诊断。

(二十四)妊娠期急性阑尾炎与其他疾病的鉴别

妊娠期急性阑尾炎与其他疾病的鉴别见表2。

表 2　妊娠期急性阑尾炎与其他疾病的鉴别

其他疾病	腹痛特点	特殊检查方法
卵巢肿瘤蒂扭转	过去曾有下腹部肿块病史,突然出现下腹部疼痛,为阵发性,较剧烈	双合诊和超声波检查可确诊
异位妊娠破裂	下腹部突然发作性撕裂样疼痛	后穹隆穿刺出暗红色血液不凝固,即可确诊
右侧急性肾盂肾炎	突然寒战、高热,腰痛并沿输尿管向膀胱放射,伴有膀胱刺激症状:尿急、尿痛、尿频	尿液检查有大量脓细胞及白细胞管型
右侧输尿管结石	突然右下腹部剧烈绞痛,并沿输尿管向右下腹部、外阴部及大腿内侧放射,可伴有血尿(镜下或肉眼)	X线检查可确诊
胎盘早期剥离	常并发妊娠高血压综合征或外伤史,突然剧烈腹痛伴急性失血或失血性休克	产科检查胎心变弱、变慢或消失

(二十五) 妊娠期急性阑尾炎的治疗

妊娠期急性阑尾炎一旦确诊,无论妊娠期限和病情程度如何,均应立即进行手术治疗。对妊娠期高度可疑合并急性阑尾炎者,亦是剖腹探查的指征。此外,尚需考虑流产、早产及婴儿存活的问题。

1. 妊娠早期(1～3个月末)　急性阑尾炎,不论其临床表现轻重,均应手术治疗。此时对子宫干扰不大,不会影响继续妊娠。

2. 妊娠中期(4～6个月末)　合并急性阑尾炎,其临床表现轻且拒绝手术者,可采用非手术治疗,静脉给予大剂量青霉素或氨苄青霉素。如病情进展不能控制,应手术治疗。此时胚胎已固着,手术对子宫干扰不大,不易流产,可继续妊娠。

3. 妊娠晚期(7～9个月末)　合并急性阑尾炎,应手术治疗,即使因手术刺激引起早产,绝大多数婴儿能存活。

妊娠期急性阑尾炎对胎儿能否存活不取决于阑尾切除手术,而是取

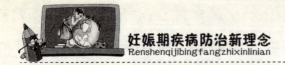

决于是否延误诊断或延误手术切除。妊娠不是阑尾手术的禁忌,手术未必一定引起早产。为了预防流产和早产,术后常规应用镇静药或孕酮等保胎治疗也是十分必要的。

(二十六) 妊娠易引发急性胆囊炎及胆石症的原因

1. 妊娠易引发急性胆囊炎及胆石症的原因是妇女受孕后活动量减少,身体逐渐肥胖,又多进高脂肪饮食,常使血中胆固醇含量增高。

2. 妊娠后由于体内雌激素分泌增高,影响胆汁成分,也使血液及胆汁内胆固醇含量增高。

3. 妊娠常使胆囊肌肉张力减低,排空时间延缓,胆囊扩张,而常使胆汁郁积。胆汁在胆囊内滞留时,水分再吸收增强,胆汁再度浓缩,其中胆盐的化学刺激可致胆囊黏膜发炎而改变其再吸收功能。

4. 妊娠后胆汁滞留时,胆汁碱性增高,胆盐溶解胆固醇的能力因而降低,导致胆汁中各种成分比例失调,而利于胆石的形成。

5. 妊娠后由于雌激素增高,使胆汁转变为碱性胆汁,结果使胆固醇饱和而发生沉淀,如伴有细菌感染、胆固醇代谢失调、胆汁郁积、胆盐或卵磷脂减少,极易产生胆结石。

(二十七) 妊娠期急性胆囊炎及胆石症的临床特点

1. 妊娠期急性胆囊炎的临床特点 孕妇合并急性胆囊炎的临床特点为右上腹部疼痛和恶心。疼痛多发生于饱餐后的晚上或次日清晨,由上腹部转移至右上腹部,呈剧烈而又持续性加重,并向右肩部或右肩胛下角放射。有时可伴有呕吐、寒战、发热或出现轻度黄疸。孕妇常呈急性病容,烦躁不安,胆囊区有明显压痛和肌紧张、反跳痛,有时可触到肿大的胆囊。莫菲征阳性。白细胞计数增高。

2. 妊娠期急性胆石症的临床特点 若胆石在胆囊内可无特殊症状,偶有右上腹部闷胀感。若胆石从胆囊移至胆管或胆总管时,可发生胆绞痛,多发生于饱餐或进高脂肪饮食后数小时内。孕妇常坐卧不安、弯腰、打滚,甚至哭喊、大汗淋漓、恶心、呕吐及面色苍白。疼痛常向右肩胛部放射,多数疼痛较短暂,但可反复发作,直到胆石退入胆囊或进入十二指肠后,疼痛可完全消失。

妊娠期出现急腹症时,要注意与急性阑尾炎和十二指肠溃疡穿孔鉴别。腹部 X 线平片、B 型超声或胆囊造影检查有助于确诊。但应注意 X 线对母子的不良影响。

（二十八）妊娠期急性胆囊炎及胆石症的治疗

1. 禁食　卧床休息。静脉输注葡萄糖盐水及钾盐,上腹部热敷。

2. 解痉止痛　可用度冷丁和阿托品做胆俞穴封闭。舌下含化硝酸甘油等。

3. 抗感染　给予两种抗生素控制感染,但在妊娠期慎用庆大霉素或卡那霉素,以免造成母子听神经损害。

4. 手术治疗　妊娠期胆囊管或胆总管结石梗阻并发感染,胆囊积脓、坏死,胆囊穿孔或弥散性腹膜炎时,应紧急手术治疗。术后常规给予保胎治疗。

（二十九）妊娠期急性脂肪肝的临床特点

妊娠期急性脂肪肝容易误诊为急性黄疸型肝炎,主要的病理改变为肝小叶弥散性脂肪变性,极少有肝细胞广泛坏死。其临床特点为:①大多发生在 23～30 岁的初产妇。②常在妊娠 36～40 周出现症状。③肝大为最常见表现。④突然剧烈、持续性呕吐。⑤右上腹部或中上腹部疼痛,肝区有压痛、反跳痛。⑥数日后出现黄疸、发热,白细胞计数增高,酷似急腹症的表现。⑦出现 B 族维生素缺乏的表现,如周围神经炎、舌炎、口角炎、皮肤瘀斑、角化过度等。⑧有 4％患者出现脾大。⑨实验室检查有白蛋白、球蛋白比值倒置,总蛋白降低。丙氨酸氨基转移酶升高。直

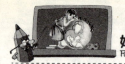

接胆红素定量＞3.4微摩/升（0.2毫克/分升）。血尿酸、尿素氮增高。尿胆红素阴性。⑩超声波检查显示典型的脂肪肝波形（密集微波,出波衰减）。

（三十）妊娠期急性脂肪肝预后和治疗

1. 预后 妊娠期发生脂肪肝,病情多严重,易致肝衰竭,预后不佳。临床上极难与暴发性病毒性肝炎区别,立即终止妊娠可以使病情逆转。母子死亡率分别达80%和70%,患脂肪肝的孕妇可因肝细胞内堆积的脂肪过多,融合成脂肪囊肿,囊肿破裂可引起肺栓塞而猝死。妊娠期急性脂肪肝的发病机制尚不清楚,终止妊娠后可望恢复。

2. 治疗 妊娠期急性脂肪肝的治疗给予足量高蛋白饮食,可有效地去除肝内积存的脂肪。但保肝治疗也十分必要,如口服阿卡明,每次0.2克,每日3次;口服肝泰乐,每次0.5克,每日3次;口服维生素C,每次300毫克,每日3次;口服维生素E,每次10毫克,每日3次。

（三十一）妊娠期复发性肝内胆汁淤积症的临床特点

这是一种在妊娠期内出现的黄疸,其中有40%是由于病毒性肝炎引起,20%由于妊娠期肝内胆汁淤积而引起。在妊娠期,大量雌激素可损害肝脏的排泄能力而导致肝内胆汁淤积。其临床特点为:①可有或无病毒性肝炎的前驱症状,如低热、恶心、呕吐、食欲缺乏及肝区疼痛。②在妊娠后期可出现皮肤瘙痒,瘙痒后1～2周即出现全身黄疸,但一般情况良好。分娩后瘙痒及黄疸逐渐消除。但再次妊娠后上述表现又可出现。因此称妊娠期复发性胆汁淤积症。③实验室检查血清丙氨酸氨基转移酶轻度增高,血清胆红素中度增高。

三、妊娠期呼吸系统疾病

呼吸系统疾病是妊娠期多发的合并症。病情、病程不等,早期、轻症对妊娠及胎儿影响不大,重症或疾病晚期对母子双方可产生严重后果,如妊娠合并肺结核,可导致胎儿先天性结核病;支气管哮喘持续状态,可致流产、早产或死胎、胎儿宫内发育迟缓等,母子死亡率增高。掌握和了解呼吸系统疾病的预防知识,做到早期发现、早期治疗,就可以减少或避免呼吸系统疾病对母子的影响。

(一)妊娠期哮喘

支气管哮喘是一种常见的发作性的肺变态反应性疾病,可在变态反应性体质基础上,由外来的花粉、皮毛、尘土、蛋类、奶类或内在的鼻炎、鼻窦炎及其他慢性感染等过敏原或非过敏原,引起支气管平滑肌痉挛、黏膜水肿、腺体分泌亢进,导致呼吸时气体出入不畅。患者出现胸闷、气急、哮喘、咳嗽、咳痰及呼吸困难等症状。这种反复发作性症状叫做支气管哮喘。

妊娠合并哮喘,可以是在青少年时期患有哮喘,青春期后已缓解的基础上因妊娠而再发作;或妊娠前已是未缓解的哮喘者,在妊娠后哮喘加重;或妊娠后才出现哮喘者。以上3种情况均称为妊娠期哮喘。

(二)药物能引起妊娠期哮喘发作的因素

1. 抗生素类药 青霉素、氨苄青霉素、螺旋霉素、卡那霉素、链霉素及四环素等。

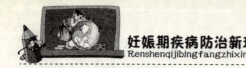

2. 解热镇痛药 阿司匹林、安乃近、消炎痛、保泰松、布洛芬、氯灭酸、甲灭酸及雷公藤等。

3. 营养类药 水解蛋白、氨基酸注射液及右旋糖酐等。

4. 拟胆碱药 吡斯的明、腾喜龙、加兰他敏及二氢加兰他敏等。

5. 局部麻醉药 普鲁卡因及多卡因。

6. 心血管药 心得安、心得平、心得舒、利舍平及胍乙啶等。

7. 喷雾剂 色甘酸钠、痰易净、多黏菌素 B、异丙肾上腺素气雾剂及多种杀灭蚊蝇喷雾剂等。

8. 其他类药 碘油造影剂或异种血清制剂、疫苗类、磺胺类、降糖药、细胞色素 C、促肾上腺皮质激素、呋喃坦啶等。

（三）能引起哮喘发作的疾病

1. 呼吸系统疾病 上呼吸道感染、慢性鼻炎、慢性扁桃体炎、慢性鼻窦炎及慢性咽喉炎等。

2. 消化系统疾病 慢性肝病、慢性胆囊炎、溃疡性结肠炎、肝包虫病、阑尾炎及便秘等。

3. 泌尿系统疾病 慢性肾炎、慢性肾盂肾炎及非特异性尿道炎等。

4. 妇产科疾病 慢性附件炎、产后出血、产后感染及生殖器官结核等。

5. 病毒感染 鼻病毒、流感病毒、呼吸道病毒及肠道病毒等感染。

6. 传染病 血吸虫病、钩虫病、蛔虫病、弓形虫病、滴虫病及结核病等。

（四）哮喘病的发生机制

哮喘病的病因和发病机制目前尚未明确。但患者体质的特异性反应(又称遗传过敏体质)与哮喘的发生有很大关系。哮喘和前列腺素 F_{2a} 有关,前列腺素 F_{2a} 可以使支气管痉挛,而遗传性过敏体质的人,又对其内源性(自身)前列腺素 F_{2a} 的敏感性增高,或体内的 15-羟前列腺素脱氢酶活性降低,导致前列腺素 F_{2a} 相对或绝对含量增高。具有遗传过敏体质的人,支气管处于"高反应状态",一旦接触或吸入各种非特异因素,如寒冷、花粉、皮毛、烟雾、药物、感染、精神因素、过劳及剧烈运动等刺激,可以通过迷走神经的呼吸道刺激感受器,反射性地引起支气管平滑肌痉挛、黏膜水肿、腺体分泌亢进,而产生胸闷、咳嗽、咳痰、气急及呼吸困难等哮喘表现。当迷走神经受刺激后,细胞内的环磷酸鸟苷(cGMP)含量增高,而环磷酸腺苷(cAMP)相对减少,导致二者比值下降,进一步加剧哮喘发作。

(五)妊娠期哮喘发作前的表现

妊娠期哮喘与非妊娠哮喘患者一样,可以突然发作,也可以于发作前出现异常感觉。距发作时间长短不一,一般称此期为哮喘先兆期。

1. 先兆期至哮喘发作期,可以为数秒钟、数分钟、数小时至数日。

2. 乏力、倦怠、妊娠中晚期胎心增快、胎动频繁,全身不适及咽喉发紧。

3. 出现喷嚏、流鼻涕、流眼泪及鼻腔发痒等类似过敏性鼻炎症状。

4. 胸闷、憋气、失眠、咳嗽或在睡眠中突然惊醒。

5. 心烦不安、精神欠佳及不爱活动等。

每个患者不一定每次发作前都出现先兆表现,每次发作前先兆症状亦不尽一致。处于先兆期的患者,可以自行服药控制。

(六)妊娠期哮喘阵发性发作的特点

1. 多在夜间突然发作,部分没有前驱表现。

2. 有的已出现先兆期表现,未及时治疗,接着出现急性发作。

3. 自觉胸闷、气急、哮鸣、咳嗽、咳痰及窒息感。

4. 多不能平卧,被迫采取坐位,头向前俯,额部冷汗,两手支撑膝上

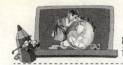
或桌上,两肩耸起,挣扎呼吸,呼气长,吸气短,呼吸延长而费力,伴有响亮而高调的哮鸣音或飞箭音。

5. 面色晦暗,口唇指端发绀,四肢冷凉,心悸,全身大汗,脉搏细数,情绪紧张。

6. 随病情进展,咳嗽增多,痰量增加,为白色泡沫状,黏稠似胶,不易咳出,并含有水晶样小颗粒。

7. 感染所致哮喘发作者,多先咳后喘、咳痰,痰为黄色。

8. 孕妇合并哮喘发作时,上述症状加重,发绀明显,胎心由快变慢,由强变弱,胎动减少,可致流产、早产及死胎等。

9. 发作时间长短不一,短者数分钟,长者可达 1～2 小时,且没有规律。

(七)妊娠期哮喘持续状态的特点

哮喘发作剧烈而呈持续状态,经治疗 12 小时后仍不能控制者,称为哮喘持续状态。

1. 常有阵发性或慢性及反复哮喘发作史,发作常有季节性。

2. 常有发作诱因或某些激发因素,使孕妇出现严重的急性症状。

3. 呼气深长,吸气较短,哮鸣音响亮而高调,面色苍白,口唇及指、趾端发绀,全身出汗,四肢冰凉,心悸,脉搏细速,血压增高,眼窝下陷,唇干舌燥,舌苔厚黄,皮肤弹性降低,神情惊慌及憔悴等。

4. 体温升高,可达 39℃～40℃,咳嗽,咳痰,痰黏稠呈白色或黄色,不易咳出,常带血丝。

5. 呼吸极度困难或窒息,由于支气管持续痉挛不缓解,或黏而稠的痰液阻塞细支气管不易咳出。

6. 孕妇患者上述表现加重,常致流产、早产和胎儿死于宫内。

7. 常因心力衰竭、体力衰竭或产科出血而死亡。

（八）哮喘对妊娠的不良影响

哮喘对妊娠的不良影响取决于哮喘的严重程度,以及是否得到有效的治疗。

1. 重症哮喘妊娠时常因严重呼吸困难,缺氧明显而致胎儿低氧血症,使胎儿在宫内发育迟缓或体重减轻。孕妇流产、早产及新生儿死亡率增加。

2. 重症哮喘的妊娠母亲死亡率增高,胎儿围生期死亡率亦增加。

3. 哮喘妇女妊娠,其子女日后患哮喘、呼吸系统疾病及神经系统疾病的发病率增高。

4. 轻型哮喘对妇女妊娠影响不大,不是做人工流产或剖宫产的指征。

（九）妊娠对哮喘的影响

1. 妊娠期由于血浆游离皮质醇和组胺酶增高,常可使哮喘病情减轻、症状改善或哮喘病情不受妊娠影响。仅有 1/3 患者病情恶化。

2. 重症哮喘在妊娠期有近半数患者哮喘病情恶化。

3. 经常发作的哮喘持续状态在妊娠期,有 80% 哮喘病情加重。

4. 正常妊娠者血清免疫球蛋白 E(IgE) 含量降低,而患有哮喘的妊娠者血清 IgE 含量增高或持续不变,提示哮喘病情将有恶化倾向。

（十）妊娠期哮喘的预防

妊娠期妇女应做好哮喘的预防,可以做好以下几点:①要特别注意保暖,预防感冒。②避免与常见过敏原接触,如花粉及皮毛等。③避免过度劳累、精神紧张及感染,不用引起哮喘的药物或食物等。④正确应用支气管扩张药,解除支气管痉挛。⑤及时应用祛痰药,以利于支气管

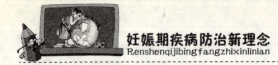
分泌物的排出。⑥合并有细菌感染时积极应用抗生素治疗,但不主张应用抗生素预防感染。⑦慎用镇静药。避免应用对胎儿有害的药物。⑧适时选用激素治疗,但不宜大量、长期应用,以防诱发感染。

(十一) 妊娠期哮喘在治疗上应注意的事项

妊娠期哮喘在治疗上应注意如下事项。

1. 很多治疗哮喘的药物可通过胎盘进入胎儿体内,妊娠早期要注意这些药物可对胎儿的致畸作用;妊娠中晚期胎儿甲状腺已发育并有功能,不宜应用碘化物给孕妇祛痰,长期大量应用可引起胎儿甲状腺肿大。

2. 激素虽可导致胎儿畸形,但妊娠中晚期影响不大,故在妊娠并发哮喘持续状态时,可以短期应用,否则哮喘持续状态会导致胎儿的低氧血症,对胎儿中枢神经系统损害更大。尿雌醇降低并不提示胎儿及胎盘功能不良。

3. 阿托品及山莨菪碱有较强的抑制腺体分泌的作用,可致痰液变稠变干,不利于痰液排出,并有心跳增快、兴奋、烦躁及排尿困难,故应禁用。

4. 妊娠期哮喘伴有高血压者,禁用麻黄素及肾上腺素,因其可引起头痛、心悸及血压升高。

5. 静脉滴注氨茶碱过快或浓度过高,可强烈兴奋心脏,引起头痛、心悸、血压骤降,甚至惊厥、死亡,故必须稀释后缓慢滴注。

6. 产后胎盘娩出,体内雌激素水平迅速降低,哺乳时前列腺素 F_{2a} 含量增高,更易使哮喘发作。故重症哮喘患者产后应给予激素静脉滴注。

7. 分娩过程中,禁用镇痛药物,以防抑制胎儿呼吸,必要时可用小剂量度冷丁或非那根。

(十二) 妊娠期哮喘的治疗

妊娠期哮喘的治疗可选用支气管扩张药。氨茶碱不能通过胎盘,对胎儿无不良影响,为首选药物。口服氨茶碱片,每次 0.1 克,每日 3～4 次;口服喘定片,每次 0.1 克,每日 3～4 次;口服喘咳宁片,每次 100 毫克,每日 3～4 次;口服胆茶碱片,每次 0.1 克,每日 3～4 次;吸入溴化异丙托品,每次 0.02 毫克。

在治疗过程中,应当充分认识到哮喘在妊娠期发作,任何药物治疗只能缓解症状,而不能根治疾病。目前,治疗哮喘的药物很多,切忌只选用一种药,不顾其不良反应而加大用量,或几种药物联合应用,对胎儿的毒害极大。色甘酸二钠对胎儿有害,应禁用。

(十三)妊娠期哮喘持续状态的治疗

1. 去除诱因 即去除诱发哮喘持续状态的各种因素。

2. 吸氧 低浓度持续给氧。

3. 控制感染 静脉给予两种以上抗生素。防治呼吸系统感染,妊娠期应用青霉素、红霉素类抗生素较为安全。四环素、链霉素、庆大霉素、卡那霉素、磺胺类药对胎儿可造成不良后果,应禁用。

4. 解除支气管痉挛 首选氨茶碱 0.5 克加入 50% 葡萄糖液 20 毫升,20 分钟内缓慢静脉注射。

妊娠早期应用肾上腺皮质激素,可致胎儿腭裂畸形,故妊娠 12 周以内,尽可能避免使用。肾上腺皮质激素能提高 β 受体反应,抑制免疫反应,对抗过敏性递质释放,减少炎症对白细胞溶酶体的释放,且可松弛支气管平滑肌,改善支气管毛细血管的通透性等,对哮喘持续状态有很好的治疗作用。妊娠早期流产或妊娠中晚期者可以应用。一般采用氨茶碱 0.5 克、氢化可的松 100～300 毫克加入 50% 葡萄糖液 500 毫升中,静脉滴注,或地塞米松 5～10 毫克加入 50% 葡萄糖液 20 毫升,静脉注射。激素不宜长期使用,哮喘控制后,应逐渐减量至停用。

5. 补液 可给予葡萄糖液及适量生理盐水。

6. 纠正酸中毒 常用碳酸氢钠。

7. 对症治疗 镇静,祛痰,保温等。

（十四）妊娠期哮喘各期的处理原则

1. 妊娠期哮喘缓解期 应避免接触已知的过敏原和引起哮喘发作的诱因，注意保暖，不要劳累。根据中医学"肺为气之主，肾为气之根"的原则，哮喘发作时治肺，哮喘缓解时治肾，可在好发季节前15～30日即开始应用补肾的中药。其组方为：生地黄15克，淮山药12克，川续断12克，黄精15克，天门冬12克，菟丝子12克，淫羊藿12克。合并感染者加清热解毒药，如生石膏20克，大青叶20克，黄芩10克等，连续服用1～2个月。应在医生指导下服用。

2. 哮喘孕妇分娩期

(1)临产和产程中，产妇应精神愉快，保持稳定的情绪。

(2)为预防哮喘发作，临产后可肌内注射或静脉滴注氢化可的松100～200毫克或地塞米松5～10毫克。12小时后重复1次。

(3)缩短第二产程，为防止临产时用力屏气，消耗体力，可应用胎头吸引器或低位产钳助产。

(4)术前用药。哮喘合并妊娠伴有产科疾病及需要施行剖宫产者，可于术前1～2小时静脉注射地塞米松5毫克或氢化可的松100毫克，术后再给予维持量，可控制哮喘发作。

(5)为防治感染，可适当给予抗生素。

(6)适当应用支气管扩张药，如氨茶碱、胆茶碱等，剂量及用法同前。

3. 产妇的产褥期 由于分娩的体力消耗、精神过度紧张、睡眠不足、食欲不佳及哺乳等，极易引起支气管痉挛，诱发哮喘。因此，产后应充分休息，保证睡眠，适当调节饮食、起居，减少哺乳次数。应用抗生素预防感染。哮喘重症产妇应断乳，给予人工喂养。

4. 终止妊娠或剖宫产 哮喘合并妊娠并非终止妊娠的指征，仅对长期反复发作的哮喘而又伴有心肺功能不全的孕妇，方可考虑人工流产或引产。患哮喘病的产妇亦不是剖宫产的指征。

（十五）妊娠高血压并发哮喘的中药治疗

患有妊娠高血压综合征或慢性肾炎并发妊娠伴哮喘时，为了防止血压升高，可应用中药治疗。

1. 热喘型 宜清肺泻热，选用麻杏石甘汤加减。蜜炙麻黄6～9克，杏仁9克，生石膏30克，生甘草6克，并可加清热解毒药，如黄芩9克，桑白皮9克，蒲公英12克，大青叶15克。水煎服，每日1剂。

2. 寒喘型 宜散寒平喘，选用蜜炙麻黄6克，桂枝3克，干姜2克，细辛2克，射干9克，姜半夏9克，生甘草3克。水煎服，每日1剂。

（十六）胸廓畸形在妊娠期心肺功能的改变

哮喘患者若发病年龄小，病程较长，病情严重时，由肺气肿而引起胸廓畸形，表现为胸骨下陷或胸廓下缘有一凹陷、胸骨外凸（鸡胸）或成年人的桶形胸。

胸廓畸形孕妇的胸廓活动受到限制，胸式呼吸发生障碍。随着子宫的增大，膈肌运动也受到限制，且处于上升状态，使胸腔缩小，肺内有效呼吸面积更加减少，致气体交换发生障碍，出现低氧血症和高碳酸血症。孕妇因缺氧而皮肤青紫，呈代偿性慢性呼吸衰竭，若合并呼吸道感染或分娩困难时，可出现失代偿性呼吸困难。

妊娠32～34周时是心脏负担最重的时期，而有胸廓畸形的孕妇，由于膈肌上升、心脏移位及肺功能障碍，致使心脏负担加重而发生心力衰竭，出现肺心病临床表现。

（十七）胸廓畸形在妊娠代偿期肺心病的诊断

胸廓畸形在妊娠代偿期肺心病诊断应考虑以下几点：①有较严重胸廓畸形的妊娠妇女。②有长期慢性咳嗽、咳痰或哮喘史，并逐步出现乏力和呼吸困难。③出现肺气肿体征,肺部有干湿性啰音,肺动脉第二音亢进,右心室肥大,可在剑突下见到明显的心脏搏动。④X线检查,肺动脉段突出。⑤心电图出现肺性P波和右心室肥大。

(十八) 胸廓畸形在妊娠期并发心力衰竭的临床特点

胸廓畸形在妊娠期并发心力衰竭的临床特点:①妊娠合并严重的胸廓畸形。②心悸、气短及呼吸困难加重,发绀更加严重。③颈静脉怒张,颈静脉压升高,肝大并有压痛,肝颈静脉回流征阳性。④可出现下肢水肿或腹水。⑤剑突下可听见奔马律及收缩期杂音。⑥肺部可闻及湿性啰音。

(十九) 胸廓畸形在妊娠期发生呼吸衰竭的临床特点

妊娠合并严重胸廓畸形时,其心肺功能已受到影响,若再发生呼吸系统感染或哮喘发作,则引发支气管黏膜水肿,分泌物增多,或支气管平滑肌痉挛,导致呼吸道不畅,阻塞性呼吸功能障碍加剧,使患者严重缺氧和二氧化碳潴留,而发生呼吸衰竭。表现为呼吸困难明显加重,发绀显著;眼球突出,结膜充血,眼底血管扩张;患者出现头痛、烦躁不安、语言障碍、抽搐、嗜睡及昏迷;部分患者出现消化道大出血。患者意识障碍可分3度:

1度:意识朦胧,推之即醒,能回答简单问话,但有时答非所问。

2度:半昏迷,昏睡,意识丧失,压眼眶或强刺激有反应,不能正确答话。

3度:深昏迷,对强刺激亦无反应,可出现震颤、多汗和谵妄等。

（二十）胸廓畸形在妊娠期的治疗原则

胸廓畸形的妇女往往结婚年龄较晚，而心肺功能均有不同程度损害，因此妊娠后的治疗也较复杂。其治疗原则为：①严防呼吸系统感染，注意保暖，防止受凉，预防感染，如有症状可酌情应用抗生素。②定期检查肺功能，以便积极防治。③掌握心力衰竭的早期表现，如咳嗽、咳痰、乏力、呼吸急促及心悸等。④及早住院待产，进行产前监护，由医护人员观察病情变化。⑤根据病情变化及胎儿情况决定终止妊娠。⑥产时和产后密切观察心肺代偿功能，以便及时治疗。

（二十一）胸廓畸形在妊娠各期的处理

1. 妊娠期　妊娠前及妊娠早期，应根据胸廓畸形程度，心脏大小及心肺功能损害程度，决定其是否可以妊娠或继续妊娠，应考虑以下几点：

（1）胸廓畸形较轻者，可以继续妊娠，但要预防和治疗心肺功能衰竭。

（2）在妊娠过程中，心肺功能明显减退者，必须立即终止妊娠。

（3）胸廓畸形严重、心脏明显增大及肺活量低于 1 000 毫升者，不宜妊娠，已妊娠者应终止妊娠。

2. 分娩期　胸廓畸形的产妇对分娩的耐受力减低，尤其第二产程的屏气，可使已增高的肺内压更高，即使能顺利分娩，也会诱发心力衰竭。加之身材矮小、骨盆变形、腹腔容积变小等因素，常使阴道分娩发生困难。因此，在胎儿能存活及产妇心肺功能尚好的前提下，争取早日行剖宫产手术，出血多者可输血，防止失血性休克。

（二十二）妊娠期肺炎双球菌肺炎的临床特点

肺炎双球菌是成对的圆形、柳叶刀形，有的为短链状，所以又叫肺炎

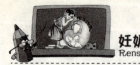
链球菌,可存在于健康人的鼻咽部。本病好发于冬春季节,夏季极少。肺炎双球菌由上呼吸道侵入肺内时,常在肺泡内繁殖引起炎症,并经肺泡孔向周围扩散。病变不受肺段的限制可累及整个肺叶,故肺炎双球菌肺炎又叫大叶性肺炎。

其临床特点为:①发病前1～2周内曾有着凉、感冒史。②发病急骤,突然出现寒战(或畏寒)、高热、咳嗽、胸痛及呼吸急促。③咳出铁锈色痰,这是肺炎双球菌肺炎的特征性痰。但大部分患者只咳出黄色脓痰。④肺部炎症累及膈肌时,疼痛放射至腹上区,类似急腹症表现。⑤肺部体征早期可正常,晚期胸部叩诊呈现浊音,听诊耳语音增强,可闻及支气管肺泡呼吸音、管状呼吸音及湿性啰音。部分患者可出现胸膜摩擦音。⑥妊娠中晚期合并肺炎,缺氧引起气急和发绀加重。皮肤干燥,鼻翼扇动,呼吸困难。⑦在有效的抗生素药物治疗下,体温可在1～3日内恢复正常,病情迅速改善,咳嗽、胸痛减轻,肺部实变体征消失。⑧实验室检查,外周血白细胞总数高达 $20～30×10^9$/升,中性粒细胞多在 0.8 以上,并出现核左移。胞质内可见中毒颗粒。⑨X线检查,早期肺纹理增多、增粗。肺实变期为沿肺叶分布的大片状模糊阴影,可局限于单叶、两叶或多叶。

(二十三) 妊娠期肺炎双球菌肺炎的防治

1. 孕妇的衣着应寒暖适宜,防止受凉和感冒。

2. 妊娠期应适当地做体操和散步,以增强新陈代谢和肺脏的气体交换。

3. 保证充分睡眠,保持口腔清洁,防止口腔感染。

4. 首选青霉素 80 万～160 万单位,每 6～8 小时 1 次,肌内注射。重症肺炎者,用青霉素 240 万～360 万单位,静脉滴注,每日 2～3 次。此外,还可应用头孢菌素类、红霉素等,对胎儿均无不良影响。

5. 支持疗法,包括休息、增加营养及多食富含多种维生素的食物和蔬菜。给予镇咳、祛痰及止痛药,气急者可适当吸氧。

（二十四）妊娠期支气管肺炎的临床特点

常见的致病菌为肺炎双球菌、溶血性链球菌、葡萄球菌及流感杆菌等。可引起末端小支气管与附近的肺泡发炎,故名小叶性肺炎。临床特点:①多在患流行性感冒和其他呼吸道病毒感染之后发病。②全身症状为寒战及发热,呈弛张热,体质衰弱者体温可不升高。③呼吸系统症状为咳嗽及咳痰,痰为黄色脓性,有时可带血,有胸痛。④孕妇患本病时症状更为严重,可有烦躁、高热、咳嗽、咯血、呼吸困难、呼吸衰竭等。⑤无明显肺实变体征,但可叩出浊音和闻及广泛的湿啰音。⑥病程长短不一,如治疗不及时,常可并发休克,病情更为严重和复杂。⑦白细胞总数可不增高,但中性粒细胞可增高,并有中毒颗粒。X线检查可见一侧或两肺下叶有斑片状阴影。

（二十五）妊娠期支气管肺炎的防治

妊娠期支气管肺炎的防治应从以下几点做起:①孕妇应加强身体锻炼,增强机体的抗病能力。室内经常通风,保持一定湿度。②少去或不去公共场所,杜绝与流行性感冒和其他疾病患者接触。③防止上呼吸道感染,注意保暖。④对肺炎双球菌及溶血性链球菌所致的肺炎,首选青霉素肌内注射,每次 80 万单位,每 6～8 小时 1 次。对重症患者,可增大青霉素剂量,静脉滴注。对青霉素过敏者,可改用红霉素口服,每日 1.2～1.8 克,每日 3～4 次。⑤对肺炎杆菌性肺炎,青霉素治疗多无效,可选用羧苄西林静脉滴注,每日 8～12 克,或哌拉西林每日 6 克,或选用头孢菌素。庆大霉素可致母婴前庭功能损害及肾损害,氯霉素可引起粒细胞及血小板减少、再生障碍性贫血、溶血性贫血等,应禁用。⑥厌氧菌性肺炎,可选用青霉素、红霉素或羧苄青霉素,而慎用林可霉素及氯霉素。

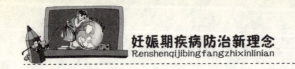
（二十六）妊娠期金黄色葡萄球菌肺炎的临床特点

妊娠期金黄色葡萄球菌肺炎的临床特点为：①本病多为病毒感染的并发症。②起病有类似感冒症状，如发热、头痛、全身酸痛和干咳。③发病数小时至数日后，突然出现严重的全身中毒症状，如寒战、高热、发绀及气急等。④呼吸系统症状较轻，无特异性。可有咳嗽及胸痛，痰呈脓性带血丝，量较多。两肺有湿啰音。⑤严重者可出现四肢厥冷及血压下降，甚至休克。⑥部分患者出现出血性皮疹。⑦可有肺脓肿、脓胸、气胸、化脓性心包炎或化脓性脑膜炎等并发症。⑧外周血白细胞总数可达 50×10^9/升，中性粒细胞胞质内可见中毒颗粒和核左移。⑨X 线检查早期两肺可见大片絮状、浓淡不均的阴影，短期内可形成空洞。⑩妊娠期合并金黄色葡萄球菌肺炎时，易导致胎儿缺氧而早产、流产或死胎。母子预后严重。

（二十七）妊娠期金黄色葡萄球菌肺炎的早期诊断

妊娠期金黄色葡萄球菌肺炎的早期诊断有：①孕妇曾有病毒感染史。②发病急剧，突然出现寒战、高热、发绀及气急等严重中毒症状。③咳嗽，咳出脓性血样痰，两侧肺部可听到湿性啰音。④肺炎患者应用一般抗生素治疗不佳时，都应疑及金黄色葡萄球菌肺炎的可能，立即送痰和血做细菌学检查，分离致病菌。结合 X 线检查所见，病变可呈大叶性或肺段性分布，大片阴影中央可有蜂窝状透亮区，便可早期确诊。

（二十八）妊娠期金黄色葡萄球菌肺炎的治疗

近年来，由于产酶金黄色葡萄球菌不断增多，临床治疗中多选用苯唑青霉素 1 克，溶于葡萄糖液或生理盐水 100 毫升中，静脉滴注，0.5～1 小时滴完，每日 3～4 次。或用邻氯青霉素 1 克，溶于 5% 葡萄糖液或生理盐水 100 毫升中,静脉滴注,每日 4～6 次。还可选用头孢菌素如头孢呋肟等。但妊娠期慎用庆大霉素和利福平等药。

金黄色葡萄球菌肺炎治疗时间相对较长,一般应在临床治愈(体温及血常规恢复正常,咳嗽、咳痰消失,X 线胸片病变吸收)后,继续用药 1～2 周。

(二十九)妊娠期支原体肺炎的临床特点及治疗

支原体是介于病毒和细菌之间的微生物,可引起人的呼吸系统(支原体肺炎)及泌尿系统感染。大多数成年人曾有过支原体感染,只是症状轻而未引起重视。所以,成年人获得了一定的免疫力。支原体肺炎(又称非典型肺炎)具有一定的传染性,如孕妇从未感染过支原体,或体内免疫力减低,在妊娠期有可能感染支原体肺炎。

1. 临床特点 ①潜伏期约 2 周。②发病缓慢,有 1/3 患者无症状,仅在 X 线透视或胸片上显示肺部炎症。③首先出现上呼吸道感染症状,如咽痛、鼻塞、中度发热、头痛、疲乏等类似流行性感冒的症状。④出现剧烈的刺激性干咳或呛咳,咳痰,痰为黏液样或脓性带血。⑤肺部无明显体征。预后良好,极少死亡。⑥X 线检查无典型特征,常见自肺门向中下肺野沿支气管呈扇形浸润,边缘不清,可在 2 周左右开始吸收。即使 X 线检查可见大片状阴影,而临床表现却很轻微。

2. 治疗 青霉素治疗无效,可选用红霉素口服,每次 0.25 克,每日 4 次。病情重者亦可静脉滴注。还可以应用白霉素、螺旋霉素及麦迪霉素等,但慎用四环素。

妊娠期常见肺炎表现特征、X 线征象和抗炎药物选用种类,见表 3。

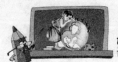
表3　妊娠期常见肺炎表现特征、X线征象和抗炎药物选用种类

肺炎类型	表现特征	X线征象	首选抗生素
肺炎双球菌肺炎	急性发病,寒战高热	肺叶肺段	青霉素G
	铁锈色痰,胸闷胸痛	模糊阴影	阿莫西林
	肺炎部位,实变体征	无空洞影	头孢菌素
金黄色葡萄球菌肺炎	急性发病,寒战高热	肺叶浸润	
	咳脓血痰,或粉红色	出现空洞	苯唑青霉素
	毒血表现,明显严重	或有脓胸	
铜绿假单胞菌肺炎	院内感染,口腔吸入	弥漫浸润	
	发病缓慢,咳出脓痰	小叶肺炎	头孢菌素
	呈蓝绿色,毒血明显	中期脓肿	
大肠杆菌肺炎	发病缓慢,发热胸闷	弥漫浸润	羧苄青霉素
	咳出脓痰,黄色腥臭	可见脓腔	头孢菌素
	慢性病容,呼吸困难	可见脓胸	
支原体肺炎	发热缓慢,有小流行	下叶肺炎	青霉素G
	发热畏寒,疲乏无力	间质性变	红霉素
	冬秋多见,咳嗽肌痛	自行消散	
厌氧菌肺炎	吸入感染,发病缓慢	肺炎脓胸	
	高热畏寒,咳嗽咳痰	或脓气胸	青霉素G
	痰液极臭,毒血明显	或肺脓肿	

（三十）妊娠期休克型肺炎的临床特点

休克型肺炎(又称中毒性肺炎、暴发性肺炎)是指由细菌及其毒素引起,以微循环障碍为主要表现的一种重症肺炎。最常见的病原菌为肺炎双球菌、金黄色葡萄球菌及溶血性链球菌等。其临床特点是:①发病急骤,病情迅速恶化,多在3日内特别在24小时内出现休克。②呼吸系统症状有咳嗽、咳痰。肺部体征不典型。③休克症状有面色苍白、四肢厥冷、出冷汗、呼吸急促、脉搏细速、口唇及肢体发绀、尿少,血压下降,甚至测不出,躁动不安、意识模糊、谵妄,甚至昏迷。④高热(体温常达40℃以上),数小时后随血压下降而体温骤降。⑤酸碱失衡,水、电解质紊乱,是

由于高热、休克、微循环障碍、食欲减退及呕吐等所致。⑥X线检查所见,多数患者呈大叶性肺炎表现,部分呈节段性肺炎及支气管肺炎表现。⑦白细胞总数显著升高,约半数超过 $20×10^9$/升,中性粒细胞占 0.9 以上,并有中毒颗粒,亦可见幼稚粒细胞。⑧心肌损害时出现早搏、心动过速等。⑨可引起流产、早产及死胎。

(三十一)妊娠期休克型肺炎的抢救

妊娠期休克型肺炎的抢救要做好以下几点:①扩充血容量,24 小时内输液量可达 2 500~3 000 毫升;有脱水者,可达 4 000 毫升,可选用 2 条静脉输液。常用液体有低分子右旋糖酐、林格液、生理盐水及葡萄糖液。②纠正酸中毒,常用 5‰碳酸氢钠,静脉滴注。③应用肾上腺糖皮质激素,一般用氢化可的松或地塞米松。但必须在有效控制感染的前提下,疗程不超过 3~5 日。④应用血管活性药物,血管扩张药有多巴胺、山莨菪碱及异丙肾上腺素等;血管收缩药物有阿拉明、去甲肾上腺素;也可阿拉明与多巴胺联合应用。⑤应用强心药物,常用西地兰或毒毛旋花子苷K。⑥控制感染,选用 2~3 种抗生素。⑦抢救措施,包括吸氧,体温过高时物理降温,镇静、保暖及保持呼吸管通畅。⑧酌情适时终止妊娠。

(三十二)肺炎对妊娠的不良影响

肺炎对妊娠的不良影响包括:①大多数肺炎患者有发热、寒战、咳嗽、发绀及呼吸困难,易致胎儿缺氧、发育迟缓及体重减轻。②重症肺炎者,由于应用多种药物,故有可能导致胎儿心、肾、听力损害。③妊娠合并肺炎,应用药物越多,胎儿死亡率愈高。④并发肺炎的孕妇,可因重症感染、毒血症、产后休克或产后心力衰竭而死亡。⑤妊娠合并肺炎,感染程度越重,病程越长,疗程越长,用药量大,用药品种多,治疗越晚,以及孕妇全身情况越差,母子预后亦越差,死亡率越高。

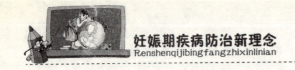
（三十三）妊娠期肺炎的护理

妊娠期肺炎的护理应做到以下几点：①妊娠合并肺炎，应住院观察治疗，充分休息，注意病情变化，及时处理。②对孕妇应实行呼吸道隔离，医护人员与孕妇接触时要戴口罩。孕妇用过的食具洗净后煮沸消毒。③有呼吸困难者应吸氧，并采取半卧位。④给予易消化的半流质或软食，饮食以高热能及多种维生素为主，多饮水，或给予补液。补液速度不宜过快，以免发生心力衰竭及肺水肿。⑤注意口腔卫生，每次餐后刷牙，防治口腔感染。⑥病室要光线充足，温暖适宜，空气流通。⑦应安慰、鼓励孕妇，使其树立战胜疾病的信心，积极配合治疗。

（三十四）预防妊娠期肺炎的措施

预防妊娠期肺炎的措施有：①孕妇应适当做体操或散步，以提高机体的抗病能力。②室内经常通风，避免穿堂风，保持一定湿度。③经常洗晒被褥及枕头，利用日光消毒。④避免到公共场所，减少感染机会。⑤杜绝与其他患者密切接触，尤其是流行性感冒患者。家里可用乳酸或食醋熏蒸消毒。⑥孕妇衣着要适宜，注意保暖，防治受凉。⑦出现上呼吸道感染症状，如咽痛、鼻塞及咳嗽等，要及时治疗，以防细菌向肺部侵犯。⑧不宜使用抗生素及其他药品预防肺炎，长期应用不仅造成菌群失调，也对胎儿生长发育不利。⑨苍术艾香点燃烟熏，不仅可预防感冒，也能净化室内空气。⑩孕妇应有专用碗筷、毛巾及被褥等。

（三十五）妊娠期肺结核

结核病是一种慢性传染病，感染结核菌后在机体抵抗力降低时发病，全身各个器官皆可被侵及，但以肺结核为最多见。在预防为主，防治结合的方针贯彻下，妊娠期肺结核的发病率明显降低，严重的肺结核已属少见。

妊娠合并肺结核,可在原有活动性肺结核的基础上合并妊娠;或曾经有过结核菌感染,妊娠前已有原发性结核,妊娠后发展为继发性肺结核;或妊娠后新感染的肺结核。原发性结核病灶多发生在肺中下叶及上叶,多位于胸膜下,右侧多于左侧。继发性结核病灶多始于肺尖,以肺上叶多发,右肺多于左肺。很少累及淋巴结,病变易出现空洞,也可出现支气管播散。

(三十六)妊娠期肺结核的自觉症状

1. 咳嗽、咳痰 早期咳嗽轻微,无痰或有少量白色黏痰。病灶扩大,有干酪空洞形成时,出现剧烈咳嗽,咳出大量脓性痰液。若有支气管、肺门淋巴结结核或胸膜炎时,常出现刺激性干咳。

2. 咯血 有 1/3~1/2 的肺结核患者咯血。咯血量多少不等,可以痰中带血,肺内小血管损伤时可出现中等量咯血。大咯血后常伴有几天低热,高热多提示病灶播散。

3. 发热 肺结核患者可出现低热,体温在 37.5℃~38℃,多提示轻型肺结核。长期发热,体温在 38℃~39℃,发热时间多长达数周或数月,呈不规律发热,多为午后发热,夜间下降,常伴出汗。高热体温在 39℃以上,多提示为血行播散型结核。

4. 胸痛 病变累及壁层胸膜时,常出现固定性针刺样胸痛,随呼吸和咳嗽而加重。部位不定的胸部隐痛,且不受呼吸及咳嗽影响,多是神经反射性疼痛。膈胸膜受到病变侵及,可出现放射性上腹痛或肩痛。

5. 全身症状 较上述症状出现得早,如不适、倦怠、乏力、烦躁、心悸、食欲减退及盗汗等。

6. 胎儿发育迟缓 由于妊娠合并肺结核后有发热、缺氧、营养不良及结核中毒症状,可使胎儿在宫内生长发育缓慢,表现为胎心弱、胎动少及子宫增大慢等。

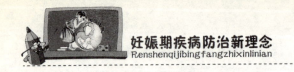

（三十七）肺结核的分类

根据我国新的结核病分类法，共分 5 大类型：①原发型肺结核（Ⅰ型）。为原发感染引起的临床病症，包括原发综合征及肺门淋巴结结核。②血行播散型肺结核（Ⅱ型）。包括急性、亚急性和慢性血行播散型肺结核。③浸润型肺结核（Ⅲ型）。是继发性肺结核的主要类型。病变主要为渗出、浸润或干酪病变，可有空洞形成。干酪性肺炎和结核球均属于此类型。④慢性纤维空洞型肺结核（Ⅳ）。是继发性肺结核的慢性类型，可有多发空洞，有的可伴有广泛性支气管播散性病变及胸膜增厚，是严重的肺结核类型。⑤结核性胸膜炎（Ⅴ型）。包括结核性脓胸。但应该除外其他原因引起的胸腔积液及胸膜增厚。

（三十八）妊娠期肺结核的早期诊断

肺结核与妊娠互相均有不良影响，因此早期发现肺结核，早期治疗，才能防止病情进展，减少对胎儿的不良影响。其早期诊断如下：①育龄青年应在婚前、孕前行健康检查，定期进行 X 线胸片检查是早期发现肺结核的重要方法。②接触过结核的孕妇，尤其与开放性肺结核患者有密切接触的孕妇，应定期进行检查。③妊娠期出现低热、乏力、纳差、消瘦、盗汗、咳嗽等症状的孕妇，应及时到医院检查。④医生听到孕妇的肺尖部湿性啰音时，应想到肺结核的可能。通过胸部透视或摄片可能明确诊断。⑤对疑有肺结核的孕妇，为了减少 X 线对胎儿的不利影响，可进行结核菌素皮内试验，先以 0.1ml（51 单位）皮内注射，如阴性，可在一周后再用 51 单位皮内注射。如仍为阴性，则结核的可能性不大。若呈强阳性反应则有诊断价值。但值得指出的是，在结核菌素试验阴性的孕妇中，有的没受过结核菌感染；有的出现假阴性，实际已受过结核菌感染，但不出现反应。⑥孕妇要提高自身的警惕性和防病意识，及时就医检查。⑦发现痰中结核菌是迅速、有效、可靠的诊断方法。⑧妊娠期血沉多增快,因此妊娠期检查血沉,对结核病的诊断意义不大。

(三十九)妊娠期结核感染胎儿的途径

孕妇患有全身血行播散型结核,或子宫内膜结核,或胎盘结核及宫颈结核,绝大多数属于血行播散而感染胎儿。感染的途径有:①经脐静脉到肝,引起肝原发综合征,即肝原发性结核和肝门淋巴结结核。②肺原发性综合征可能是结核菌绕过肝静脉导管到右心,再到肺而引起肺原发综合征。③胎盘或子宫内膜干酪病变破溃感染羊水,胎儿由于吸入羊水而发生肺原发综合征,或吞入羊水而发生肠原发综合征。

(四十)先天性肺结核的临床表现及诊断依据

1. 先天性肺结核的临床表现

(1)新生儿出生后即不爱吃奶,有恶心、呕吐、体重不增、低热(体温37.5℃～38℃)、咳嗽及呼吸困难,重者全身皮肤青紫等。

(2)全身浅表淋巴结肿大,尤以腋下、腹股沟处为明显,不融合、不粘连。

(3)肝脾大,中等硬,表面光滑。

(4)梗阻性黄疸是由于肝门淋巴结肿大压迫胆管所致。

(5)可并发结核性脑膜炎,呕吐呈进行性加重,并呈喷射状,有进行性消瘦及惊厥等。

(6)先天性结核病的患儿多数是早产儿。

2. 先天性肺结核的诊断依据

(1)母亲有活动性结核病,或胎盘有结核病变。

(2)新生儿(或早产儿)出生2周内发病,出现结核病的临床表现。

(3)新生儿(或早产儿)有原发性结核病变或有肺内广泛性结核病变。

(4)新生儿出生后4～6周结核菌素试验出现阳性反应,但阴性反应

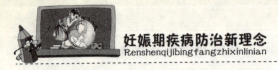

亦不能除外结核病。

(5)新生儿出生后胃液或气管吸出液中可查到大量结核菌,但生后 3 个月发现结核菌时,不能排除后天结核病。

(四十一) 先天性结核病的防治

1. 预防

(1)母亲患有肺结核已接受治疗者,其新生儿更应做卡介苗预防注射。

(2)母亲患有活动性肺结核时,新生儿出生后即应立即隔离。

(3)新生儿出生后即口服异烟肼,每日每千克体重 15～20 毫克,预防服药 3 个月。3 个月后做结核菌素试验,如呈阳性已示结核感染,则继续服异烟肼至 6 个月。如结核菌素试验呈阴性反应及肺部 X 线片正常,则接种卡介苗后,再隔离至少 6 周,直到母亲结核病无活动性为止。

2. 治疗 一般主张肌内注射链霉素,每日每千克体重 20～30 毫克,连用 3～4 个月;合用异烟肼口服,每日每千克体重 15～20 毫克,应用6～12 个月。重症全身感染者,加服利福平,每日每千克体重 10～20 毫克,6 个月为 1 个疗程。

(四十二) 肺结核对妊娠及胎儿的不良影响

其不良影响有:①肺结核孕妇由于发热、中毒、缺氧及营养不良,流产及早产的发生率增加。②孕妇患血行播散型肺结核,结核菌可经血行播散,使胎盘结核进入胎体,引起先天性结核病,而致流产、死胎。③肺结核的产妇产后出血量较非结核者为多。④母亲患有活动性肺结核时,通过密切接触及哺乳,可传染给新生儿。⑤肺结核孕妇可引起胎儿宫内发育迟缓、体重减轻及出生后发育缓慢。

（四十三）妊娠对肺结核的影响

1. 妊娠早期若出现严重的恶心、呕吐及食欲不佳,可使孕妇的进食和营养受到影响,免疫力下降,可导致结核病灶扩散。

2. 妊娠中期早孕反应消失,食欲增强,营养充足,免疫力提高,可使结核病灶稳定和修复。

3. 孕妇若并发妊娠高血压综合征、产前出血、严重贫血及其他疾病时,均可影响孕妇身体健康,亦可引起结核扩散。

4. 妊娠期全身各脏器负担加重,能量消耗增加,分娩时体力消耗,第二产程产妇用力屏气肺内压升高,使肺泡破裂,产后腹压骤减,膈肌下降等,均可使结核病变加重。

5. 产褥期由于哺乳或照顾新生儿、损失营养、消耗体能、影响睡眠和休息,结核病产妇抵抗力降低,既不利于结核病变稳定和修复,又易合并产褥期感染。

6. 妊娠期由于新陈代谢增加,营养吸收较快,随子宫增大,膈肌上升,有利于结核病变的修复。

7. 如果肺结核孕妇病情严重、病灶广泛、全身情况又差,妊娠和分娩时无论治疗与否病情恶化率增高。

（四十四）妊娠期结核的预防

1. 做好计划生育　育龄妇女患有活动性结核病,应暂缓结婚。已婚妇女患有活动性肺结核应采取节育措施,避免妊娠,待经抗结核治疗,病情稳定1年以上再考虑妊娠。

2. 孕前期体查　准备怀孕的妇女应做好孕前体查,如发现结核病,应早期治疗,是预防妊娠期肺结核的根本措施。

3. 早期发现病症　早期发现肺结核患者,不但能得到早期治疗,防止病情进展,还可以及早发现结核病的传染源,防止和减少结核病的传播。

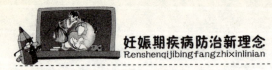
凡孕前有肺结核病史或有与肺结核病患者密切接触史,并有咳嗽、咳痰、胸痛及咯血的妇女,反复感冒或感冒长期不愈的妇女,有结核病中毒症状(乏力、消瘦、低热及盗汗等)的妇女等,均应常规进行胸部 X 线检查。

4. 正确诊断 对肺外结核病患者、怀疑有肺结核的妇女及拒绝胸部 X 线检查者,可利用痰液检查结核菌或结核菌素试验,对发现结核有一定参考价值。

(四十五)妊娠期肺结核的治疗

1. 异烟肼 异烟肼的疗效与药物在血液中高峰浓度有关。用法:每次 300 毫克,每日 1 次,口服。异烟肼虽能通过胎盘,但用其治疗剂量不致引起胎儿畸形。

2. 链霉素 单独应用很快出现耐药性,并能损害胎儿听神经,可引起新生儿先天性耳聋,妊娠期应避免应用链霉素。

3. 对氨基水杨酸钠(PAS) 抑菌作用虽弱,但不易产生耐药性,与异烟肼合用,可增强异烟肼的作用。用法:每次 3 克,每日 3～4 次,口服。

4. 乙胺丁醇 与异烟肼合用疗效较好,乙胺丁醇无明显致畸作用,又不影响胎儿及新生儿生长发育。每次 200 毫克,每日 3 次,口服。

5. 利福平 与异烟肼、乙胺丁醇有协同作用,主要不良反应可致丙氨酸氨基转移酶升高及黄疸。实验证明,对动物有致畸胎作用。故妊娠期要慎用。每次 200 毫克,每日 3 次,口服。

(四十六)妊娠期肺结核的终止妊娠和绝育指征

妊娠期肺结核终止妊娠和绝育的指征:①孕妇患有严重肺结核,肺功能低下,估计不能耐受继续妊娠分娩。②早孕期并发妊娠剧吐,经保守治疗无效,对母子健康有严重影响。③孕妇患有活动性肺结核,不愿继续妊娠。④孕妇患有活动性肺结核,药物治疗对胎儿有不良影响。⑤已有子女的经产妇患有严重肺结核,应终止妊娠和考虑施行绝育术。

四、妊娠期心血管系统疾病

妊娠期间,胎儿在母体内生长发育的一系列变化,增加了心血管系统的负担。在心脏功能正常的基础上,完全可以胜任妊娠、分娩及产褥期的负担。但妊娠期心功能均有不同程度降低,再加之妊娠及分娩时给予心脏的额外负担,将导致心脏功能进一步降低,引起心力衰竭,甚至造成母子死亡。

患有心脏病的孕妇能否耐受妊娠、分娩及产褥期的负担,取决于多方面的因素,如心脏病种类、病变程度、心功能、有无合并症及医疗条件的好坏。既要防止妊娠后可能使心脏病加重造成危害,又要避免因过多顾虑而使仍能胜任的孕产妇失去分娩机会。

(一) 妊娠期原发性高血压的临床特点

孕妇在妊娠20周以前或未孕前血压≥18.6/12千帕(140/90毫米汞柱)者,称为妊娠合并原发性高血压。临床特点是:①病程进展缓慢。②早期可出现头痛、头昏、失眠及心悸等症状。③以后出现头胀、耳鸣、眼花、健忘、注意力不集中及四肢麻木等。④病情继续进展可出现脑、心、肾、眼底等器质性损害和功能障碍。⑤可出现左心室肥厚、心力衰竭、脑血管意外、蛋白尿、尿中有红细胞和管型、肾功能减退及尿毒症等。⑥妊娠合并高血压在妊娠中期部分患者的血压可以下降2.7千帕(20毫米汞柱),也有的患者血压可上升5.3千帕(40毫米汞柱)。

（二）妊娠期原发性高血压对妊娠的不良影响

原发性高血压对妊娠的影响：①血压低于 21.2/13.3 千帕（160/100 毫米汞柱）者，对妊娠无不良影响，很少发生流产。②血压高于 21.2/13.3 千帕者，其胎儿死亡率明显增加。③原发性高血压又合并妊娠高血压综合征者，其胎儿死亡率可达 40％左右。④妊娠期高血压血压下降者，其胎儿成活率增高。⑤原发性高血压并发妊娠高血压综合征者，其胎盘早期剥离的发生率增高，围生儿死亡率也增高。

（三）妊娠期原发性高血压的治疗

1. 应用降压药物，控制血压，常用肼苯哒嗪或甲基多巴，二者具有扩张血管作用。既可控制血压，又可增加胎盘血流灌注。疗效较好。

2. 妊娠 32 周以内发生原发性高血压并发妊娠高血压综合征者，有 75％可致胎儿死亡。如胎儿情况不佳，宜及时终止妊娠。

3. 妊娠达 37 周，胎儿已成熟者，可计划分娩。如孕妇又出现蛋白尿，可终止妊娠。

（四）妊娠期静脉曲张的原因

1. 妊娠期的妇女从 12 周起血容量开始逐渐增加，直到足月，可增加 35％以上。

2. 部分孕妇静脉瓣先天性缺陷，在妊娠早期即出现静脉曲张。髂外静脉瓣缺陷或受压，股静脉及大隐静脉充盈及建立侧支循环时，下肢静脉即可出现曲张。

3. 髂内静脉瓣缺陷或受到日益增大的子宫压迫时，可在外阴部、阴道内及大腿内侧出现静脉曲张。分娩时阴道曲张静脉破裂可引起出血过多。

4. 妊娠晚期增大的子宫压迫下腔静脉,下肢血液回流受阻→回心静脉血量减少→心脏排出血量亦减少→肾脏滤过量减少→尿量减少→外阴、大腿内侧静脉曲张→足部及踝部水肿。

5. 产后多并发严重的静脉血栓形成或血栓性静脉炎,甚至栓塞症,如脑静脉栓塞等。但妊娠期发生较少。

(五)妊娠期静脉曲张的治疗

1. 轻症者入睡休息时水肿可减轻或消失,回心血量增加,尿量增多,可使曲张的静脉减轻或消失。

2. 妊娠期应减少站立时间,休息时抬高肢体,采取侧卧姿势睡眠,减少增大子宫压迫静脉。

3. 下肢用弹力绷带包扎,显著的外阴静脉曲张可用弹力月经垫,以减轻静脉曲张程度。

4. 分娩时保护好会阴,避免裂伤,减少出血。

5. 大隐静脉结扎或切除手术不宜在妊娠期施行,因易于复发。应在妊娠前或产后进行手术治疗。

6. 急性血栓性静脉炎引起静脉曲张,宜用肝素治疗。

(六)妊娠期血液及静脉生理性改变

1. 妊娠期血液改变　妊娠期孕妇凝血因子增多,尤其妊娠晚期更明显。

2. 妊娠期静脉生理性改变　静脉血流缓慢,妊娠晚期静脉血液减速一半,且静脉压增高 1.3 千帕(10 毫米汞柱)。其原因有:

(1)增大子宫的压迫,致下肢静脉血液回流受阻,使回心血量减少、减慢。

(2)盆腔血管高度扩张,子宫静脉内大量血液注入髂内静脉,导致股静脉血液回流受阻,血流缓慢。

（3）下腔静脉位于脊柱右侧，左侧下肢静脉注入下腔静脉的途径长而纤曲，左侧易形成静脉血栓。

（七）妊娠期静脉血栓形成的原因

1. 妊娠期孕妇血液处于高凝状态，凝血因子增多，纤维蛋白凝血因子Ⅶ、Ⅷ及维生素 K 依赖性因子尤其在妊娠晚期，均明显增加。

2. 子宫增大，腹腔内压力增高，身体活动量减少，静脉内血流缓慢。

3. 妊娠早期，有恶心及呕吐，进食少、脱水，或分娩时大量出汗，致血液浓缩、黏稠度增高。

4. 局部感染引起深部静脉炎或淋巴管炎。

5. 产后应用雌激素断乳、剖宫产手术等。

6. 风湿性心脏病分娩时发生心力衰竭、心房颤动，均可促进血管栓塞病的发生。

7. 孕妇年龄大，超过 35 岁，妊娠期发病率较高。

（八）妊娠期静脉血栓形成和血栓性静脉炎的
临床特点

1. 妊娠期出现静脉血栓形成时，孕产妇缺乏全身症状，多无发热，但脉搏加速。

2. 妊娠期合并血栓性静脉炎时，全身症状比较明显，孕产妇体温多升高，脉快。临床上可分为：

（1）妊娠期出现大隐静脉血栓形成和血栓性静脉炎：多发生于静脉曲张的基础上，患者一侧下肢肿胀、不适、疼痛，站立时下肢出现发绀。病变的静脉变硬而有压痛的索条状，局部皮肤发红。因为深静脉通畅，故患肢一般无水肿。

（2）盆腔静脉血栓形成和血栓性静脉炎：由于胎盘剥离处血行感染，并向卵巢静脉、子宫静脉、髂总静脉、阴道静脉或下腔静脉蔓延，致使多在产后1～2周内突然发热、寒战,体温高达40℃,1日内可发作数次,发热与寒战交替出现。

(3)髂股静脉血栓形成:又称"疼痛性股白肿",多发生于产后。发病急骤,全身症状多不明显。整个患肢严重水肿,皮肤发白或略带发绀,浅层静脉多扩张。大腿内侧疼痛或显著压痛。因淋巴循环受阻,故下肢变硬,水肿无凹陷。血栓可上行至下腔静脉,引起肺栓塞或肺梗死。

(九) 妊娠期肺栓塞的临床特点

凡体循环静脉中或右心的血栓沿血流进入并阻塞肺动脉或其分支,称为肺栓塞。栓塞部分的肺组织可因缺血、缺氧而坏死形成肺梗死,但肺栓塞并非都引起肺梗死。其临床特点:①极小或少量栓塞可无临床表现。②突然发生胸痛、呼吸困难及发绀。③严重者出现休克,心率增快,四肢厥冷。④发生肺梗死时,出现发热、咳嗽、咯血或咳粉红色泡沫痰。⑤病变部位可有胸膜摩擦音及中小湿性啰音。⑥白细胞总数增高,中性粒细胞增多。⑦X线检查呈楔状阴影。⑧心电图显示急性肺心病改变。

(十) 孕产妇静脉血栓形成的预防和治疗

1. 预防孕产妇静脉血栓的要点　①孕妇应于产前、产后多活动。②剖宫产术后产妇应多做深呼吸运动,禁用抑制呼吸的镇痛药。③产科手术操作应轻柔,以减少组织损伤和避免感染。④积极治疗感染,可应用抗生素。⑤及时纠正脱水,补足体液。⑥妊娠预防性抗凝治疗,对以前有血栓病史者,可在分娩后24小时开始应用小剂量肝素治疗。

2. 孕产妇静脉血栓形成的治疗要点　①患者卧床休息,直至血块机化。②抬高患肢,有利于静脉血液回流、减少水肿。③局部应用湿热敷或超短波物理疗法,消除炎症。④控制感染,应用大剂量广谱抗生素。⑤抗凝治疗可采用肝素疗法、低分子右旋糖酐或甘露醇及香豆素类疗法。⑥血检溶解疗法,可用链激酶或尿激酶等药物将已形成的血栓溶

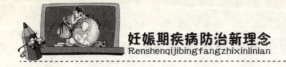

解。⑦手术治疗。

（十一）妊娠期肺栓塞的治疗原则

妊娠期肺栓塞的治疗：①氧疗。②采用盐酸罂粟碱。③采用大剂量肝素。④积极防治严重肺栓塞伴发急性肺水肿及左心衰竭。⑤防治感染，可应用抗生素。

（十二）妊娠期静脉血栓形成的预后评估

妊娠期静脉血栓形成的预后评估：①早期发现、早期治疗静脉血栓形成，约有 80％可以预防肺栓塞及慢性静脉阻塞。②抗凝治疗静脉血栓形成及肺栓塞，可以明显降低死亡率。③预防肺栓塞可以降低孕妇死亡率。④血栓形成的抗凝治疗，产后应维持 1 个月，以防复发。⑤肺栓塞的抗凝治疗，应维持 3～6 个月，以防复发。

（十三）妊娠对心脏的影响

正常情况下，妊娠期由于血容量的增加及激素的作用，心排出量增加，心率加快。患有心脏病的孕妇在妊娠期、分娩期及产褥期心脏负荷加重。在妊娠期间心功能代偿失常，则可导致心力衰竭。妊娠对心脏的影响为：

1. 妊娠期 孕妇心脏的负担逐渐加重，在妊娠 32 周时，心脏平均增加血容量 50％左右；心排血量增加，心搏量加大；心率加快；心脏工作量增多，心肌轻度肥大。妊娠 9 个月后，心脏负担逐渐减轻。患有心脏病的孕妇发生心力衰竭，以 33 周为最多。

2. 分娩期 产妇回心血量比产前增加 40％，心脏负担也大，左心室工作量增加，心率加快。患有心脏病的产妇，有 2/3 的产妇危险发生在此期。

3. 产褥期 这时的产妇在妊娠期心脏病的变化尚未恢复;全身循环血量有短暂的增多,心脏负担进一步加重;可出现相对心动过缓;多余的水分排出后心脏的负担才可以逐渐减轻。

(十四)心脏病产妇分娩期对心脏的不良影响

产妇在分娩期由于宫缩活动,能量及氧耗量的增加,每次宫缩时有300~500毫升血液进入血循环,使心脏负担进一步加重。患有心脏病的产妇在分娩过程中,由于屏气动作使肺内压力显著增高,右心室压力亦增高,原有左至右分流类型的先天性心脏病产妇,可以转为右至左的分流而出现发绀。由于腹内压力增加,内脏血液向心脏回流亦增加,心脏的负担明显增大,故可引起心力衰竭。

(十五)妊娠期二尖瓣狭窄的临床特点

风湿性心脏病是妊娠中期最常见的一种疾病,妊娠期合并二尖瓣狭窄的临床特点为:

1. 妊娠期合并二尖瓣狭窄,若心脏功能代偿良好,可以安全度过妊娠期、分娩期和产褥期。

2. 妊娠期合并二尖瓣狭窄,若原来心脏功能受损,可以加重心脏功能代偿不全,其主要表现有:①肺充血,孕妇气短、呼吸困难,两肺底部可闻及湿啰音。②急性肺水肿,孕妇突然气急、不能平卧、咳嗽、咳出泡沫状痰或血痰,两肺可闻及干湿啰音。③右心衰竭,肝大并有压痛,下肢水肿,腹水,呼吸困难、发绀加重。

(十六)心脏病产妇产褥期对心脏的不良影响

产妇在产后早期由于子宫缩复,大量血液进入血循环,使血容量增加,存在于各组织内的大量液体回到血循环,也使血容量增加,在产后

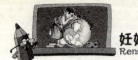
4～6周才能恢复至正常血容量。此期对正常心脏影响不大。

正常孕产妇都能耐受妊娠期、分娩期及产褥期的血流动力学改变。但对心脏病孕产妇可能引起心力衰竭。在妊娠后期至产褥期的最初3日内,血流动力学变化最大,心脏负担最重。对于心脏病的孕妇可因心力衰竭、缺氧严重而导致早产、死胎或胎儿宫内窒息(图7)。

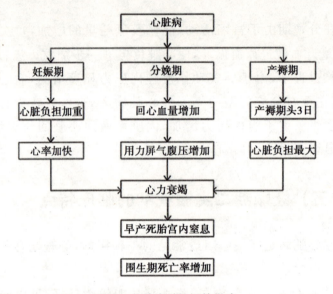

图7 心脏病对妊娠的影响

(十七)二尖瓣狭窄及二尖瓣关闭不全在妊娠期的临床特点

单纯二尖瓣关闭不全在妊娠期,虽然由于血容量增加、心率增快及心排血量增多,加重了二尖瓣关闭不全的程度,但大多数孕妇都能适应,代偿功能良好,很少发生左心衰竭,可无自觉症状。如果二尖瓣狭窄与二尖瓣关闭不全同时存在,妊娠后因心脏负担加重易并发心房纤颤。心房纤颤时更易发生水肿,出现咳嗽、呼吸困难、端坐呼吸及咳出粉红色泡沫状痰等,后果严重。

（十八）主动脉关闭不全在妊娠期的临床特点

主动脉关闭不全在妊娠期的临床特点有：①妊娠早期可无任何症状或仅有心悸、头部搏动感及心前区不适。②妊娠晚期出现左心衰竭及肺淤血症状，如劳累后气急或呼吸困难。③妊娠期少数患者可出现心绞痛或昏厥。④妊娠期最严重者可出现右心衰竭，如纳差、腹胀、恶心、呕吐及尿少等表现。⑤妊娠期由于心率加快，舒张期时限缩短，虽然血容量增加，但从主动脉回流到左心室的血量反而减少。因此，主动脉瓣关闭不全合并妊娠的妇女都能适应妊娠期血流动力学的变化，安全分娩。

（十九）主动脉瓣狭窄并发妊娠时耐受力变化

主动脉瓣狭窄的发展极为缓慢，加之左心室天然的收缩力强大，患者较易出现代偿能力。因此，即使严重的主动脉瓣狭窄的孕妇也能适应妊娠期的血流动力学变化，安全度过妊娠期、分娩期及产褥期。

妊娠期由于心排血量和血容量均增多，使左心室收缩期压力增加，可发生左心衰竭。患有风湿性心脏病的孕妇，多数可以安全结束妊娠、分娩和产褥期。但有少数双瓣膜双病变者，即二尖瓣狭窄与二尖瓣关闭不全、主动脉狭窄与主动脉瓣关闭不全同时存在的孕妇，或伴有心力衰竭、急性肺水肿、亚急性细菌性心内膜炎，或并发妊娠高血压综合征、肺动脉高压大咯血等病变时，对孕产妇威胁较大，如发生肺栓塞或脑栓塞时，可致突然死亡。

（二十）先天性心脏病在妊娠期的常见类型

患有先天性心脏病的孕妇中，以房间隔缺损为最多，动脉导管未闭及室间隔缺损次之。

1. 房间隔缺损　患有房间隔缺损的孕妇，一般都能耐受妊娠期血流

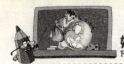
动力学的变化而能安全度过妊娠期、分娩期及产褥期。

2. 动脉导管未闭　患有动脉导管未闭的孕妇,左心代偿功能良好又无其他并发症者,多能安全度过妊娠期、分娩期及产褥期。

3. 室间隔缺损　患有室间隔缺损的孕妇,能活到生育年龄者为轻度缺损的患者。因此,一般能够平安度过妊娠期、分娩期及产褥期。

先天性心脏病合并妊娠,其预后与先天性心脏病的类型及严重程度有密切关系。最严重的并发症是出现在第二产程和第三产程结束后的急性心力衰竭。多在产后且无心力衰竭先兆表现时,突然发生心力衰竭,后果多严重。

(二十一) 妊娠期心脏病的诊断

妊娠期心脏病的诊断:①妊娠前有心脏病病史。②在妊娠期发现舒张期杂音,无论既往有无心脏病病史,均提示有器质性心脏病。③能听到Ⅲ级或Ⅲ级以上收缩期杂音,且性质粗糙、时限延长及传导较广。④物理检查或经X线检查证实心脏扩大。⑤严重的心律失常,如心房纤颤或房室传导阻滞,提示有心脏病变;如有舒张期奔马律,提示心肌病变。⑥出现心包摩擦音或出现交替脉。⑦X线检查、心电图及超声心动图出现异常改变。

(二十二) 心脏功能分级

Ⅰ级:普通体力活动无不适感(活动不受限制)。

Ⅱ级:普通活动出现不适并稍感不能胜任(有疲乏、心悸、轻度气促等),休息后无症状。

Ⅲ级:普通活动大受限制,轻微活动即感不适或不能胜任,休息后好转,尚有代偿能力。过去曾有心力衰竭者,即使目前心功能尚好,均属Ⅲ级。

Ⅳ级:不能胜任任何体力活动,代偿功能失调(休息时也出现症状)。

凡患者轻微活动后即感胸闷、气急,睡眠时被憋醒,或心率＞120次/分钟,呼吸＞20次/分钟,即为心力衰竭早期表现。如出现发热、心悸、气急、咳嗽、呼吸困难、痰中带血或呈血性泡沫状痰、肺底有持续性湿啰音、颈静脉怒张及肝大等,为心力衰竭表现。当给予重视与及时治疗,以防进一步发展。患有Ⅰ、Ⅱ级心脏病的妊娠妇女约80%预后较好。

（二十三）心脏病在妊娠期影响母体预后的因素

1. 心脏代偿功能Ⅰ、Ⅱ级者多能耐受妊娠,Ⅲ、Ⅳ级者不宜妊娠。无论哪一种心脏病,无论年龄多大,无论初产妇或经产妇,凡心脏功能为Ⅲ级者,其妊娠后有80%的孕妇发生心力衰竭,孕产妇死亡率为5%。心脏功能为Ⅳ级者,孕产妇死亡率可高达25%。这些均提示心脏功能与母体预后有直接关系。

2. 妊娠高血压综合征所致心脏病如处理不及时,发生心力衰竭者较多。其次是风湿性心脏病,心力衰竭发生率略低。先天性心脏病自左至右分流的心力衰竭发生率低于风湿性心脏病。患有先天性发绀型心脏病的妊娠者危险性最大,可在无心力衰竭先兆表现的情况下,迅速发生心力衰竭而无抢救时机。

3. 曾有心力衰竭病史者,妊娠后发生心力衰竭的机会增加。

4. 凡35岁以上的患心脏病的妊娠者近期预后较差,因为心脏病的病变随年龄增长而进展,心脏的代偿功能随年龄增长而减退。

5. 无论哪一类心脏病,在妊娠期并发妊娠高血压综合征、严重贫血、严重感染或伴有其他疾病者,其预后均较差。

6. 患心脏病的妊娠者预后好坏与是否正确而及时处理有一定关系。病情严重而复杂,如诊断正确,治疗及时,用药恰当,可争取到较为满意的结果。

（二十四）心脏病在妊娠期影响胎儿预后的因素

心脏病在妊娠期影响胎儿预后的因素:①孕妇心脏功能不良者,其

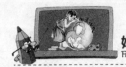
胎儿发育迟缓,体重减轻。②孕妇心脏病长期慢性缺氧者,其胎儿生长发育迟缓。③孕妇为发绀型先天性心脏病或严重的风湿性心脏病者,可引起早产、死胎或临产时死产。④患有先天性心脏病的孕妇,其子女发生先天性心脏病的可能性较无先天性心脏病的孕妇之子女为高。

（二十五）患心脏病不宜继续妊娠的指征

患心脏病不宜继续妊娠的指征:①心功能已是Ⅲ～Ⅳ级,经治疗后不见好转,或已改善,但随妊娠月份增加心功能又升为Ⅲ级以上者。②曾有心力衰竭病史,妊娠后合并肾炎、肺结核、严重贫血、严重感染。③妊娠后出现心内膜炎或活动性风湿病,如发热、关节红肿痛、皮肤出现环形红斑、皮下结节等。④发绀型先天性心脏病的孕妇会出现严重的自右向左分流症状,如进行性加重的发绀、乏力及呼吸困难等。⑤原发性肺动脉高压及主动脉瓣缩窄。⑥先天性心脏病孕妇的胎儿受到长期缺氧的影响或具有双亲遗传不利条件,可能出现先天性心脏病高发生率。

（二十六）妊娠期患心脏病的处理原则

1. 充足睡眠及保持精神愉快。每夜睡眠9～10小时,中午休息1～2小时。应有愉快的心情,以免引起心脏病发作。

2. 加强营养及纠正贫血。摄取高蛋白饮食,保证每日蛋白质80克,少摄入糖类食品。服用铁剂或进食含铁丰富的食品,如猪血、瘦肉及豆制品。妊娠后期可口服硫酸亚铁,以维持血红蛋白正常水平。整个妊娠期体重增加不应超过10千克,除有明显水肿,不需严格限制钠盐。

3. 及早控制感染。妊娠期的任何小手术和外伤均应及早应用广谱抗生素,防止上呼吸道感染对预防心力衰竭有重要作用。

4. 定期进行产前检查。孕早期宜每2周去医院检查1次,妊娠20

周后应每周检查 1 次。加强对孕妇心脏及胎儿生长发育情况的监护。

5. 心功能为Ⅰ～Ⅱ级的孕妇于预产期前 1～2 周入院,心功能为Ⅲ～Ⅳ级的孕妇应住院治疗。

(二十七)心脏病孕产妇发生心力衰竭的防治

1. 孕产妇心力衰竭的预防

(1)积极防治上呼吸道感染:因为上呼吸道感染将增加肺淤血,且咳嗽可致暂时性肺动脉高压,使心脏负荷加重,极易诱发心力衰竭。

(2)早期发现,早期治疗:孕妇活动后咳嗽或夜间咳嗽,白昼好转者,常为心力衰竭的先兆表现,切不可误认为上呼吸道感染,而延误治疗。

(3)预防性应用洋地黄治疗:在安静休息时心率仍在 110 次/分钟或以上,可考虑给予地高辛 0.25 毫克,每日 1～2 次,至心率恢复正常时停用。

2. 孕产妇心力衰竭的治疗

(1)应用强心药物:常用西地兰或地高辛,对充血性心力衰竭疗效较好,可改善心功能,增加心脏排血量。

(2)减轻心脏负担:①休息。孕妇取半坐位,严重呼吸困难者暂时取双足下垂体位,以减少回心血量,减轻心脏负荷和肺淤血。②给予氧疗,加去泡剂(20%～30%酒精)。③给予镇静药,可用度冷丁或吗啡。④孕产妇应与医护人员密切合作,有助于病情恢复。

(3)应用利尿药:心力衰竭伴发急性肺水肿时,可静脉注射速尿。

(二十八)妊娠期患心脏病可能发生的并发症

1. 心力衰竭 风湿性心脏病心力衰竭可以表现为以下 3 种形式:①肺充血,多见于二尖瓣病变患者。②急性肺水肿,多见于重度二尖瓣狭窄的患者。③右心衰竭,多见于年龄较大、心脏扩大显著及伴有心房纤颤的患者。

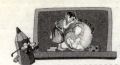
2. 感染性心内膜炎　无论风湿性心脏病或先天性心脏病,均可发生感染性心内膜炎,尤其分娩时,极易发生菌血症。如不及时治疗可导致心力衰竭而死亡。

3. 缺氧及发绀　发绀型先天性心脏病患者妊娠前即有缺氧及发绀,妊娠时明显加重。非发绀型的自左至右分流的先天性心脏病孕妇,在分娩失血时血压下降,可引起暂时性逆向分流,即自右至左分流,从而引起发绀及缺氧。

4. 栓塞　妊娠期血液处于高凝状态,若心脏病伴有静脉压升高及静脉血流缓慢,易引起静脉血栓形成,可引起肺栓塞及肺梗死。

(二十九) 妊娠期常见病毒及其感染途径

1. 妊娠期常见病毒

(1)肠道病毒:肝炎病毒、脊髓灰质炎病毒、柯萨奇病毒及艾柯病毒等。

(2)呼吸道病毒:流行性感冒、麻疹、风疹、天花、水痘、流行性腮腺炎、带状疱疹、单纯疱疹病毒及肺炎支原体等。

(3)其他病毒:腺病毒、流行性出血热、感染性多发性神经炎及其他肠道病毒等。

2. 病毒感染途径　①病毒直接侵入心肌。②改变心肌代谢。③自身免疫反应。

(三十) 妊娠并发病毒性心肌炎的临床特点

1. 本病常见于青年女性。

2. 见上呼吸道感染症状,如发热、咽痛、咳嗽、肌痛及乏力等。

3. 于1~3周(或更长时间)出现心脏症状,如心悸、气短、窦性心动过速(与体温升高不成比例)、早搏、室上性或室性心动过速、心房扑动或心房纤颤、心室纤颤,以及不同程度的房室传导阻滞等。

4. 轻者可无体征,重者多有心脏扩大、心律失常、心尖部可闻及收缩期吹风样杂音或舒张期杂音,奔马律和交替脉,或有心包摩擦音。

5. 心电图显示 ST-T 异常、Q-T 间期延长和各种心律失常。

6. 白细胞增多,血沉增快,血清肌酸激酶、天门冬氨酸氨基转移酶、乳酸脱氢酶增高。

(三十一) 妊娠并发病毒性心肌炎的早期诊断

妊娠并发病毒性心肌炎的早期诊断主要依靠病史、临床特点、心电图改变及实验室检查。凡在妊娠期发病前1～3周有病毒感染史,以后出现下列表现之一并能排除其他心脏病者,便可诊断为病毒性心肌炎。

1. 诊断标准

(1)突然出现心脏病表现,有心悸、胸闷、气短、持续性心前区疼痛、心律失常及昏厥等。

(2)妊娠期出现休克或心力衰竭。

(3)心电图显示 ST-T 明显异常、Q-T 间期延长、显著的心律失常、异位节律及传导阻滞等。

(4)不可解释的心脏扩大,心尖部器质性收缩期或舒张期杂音、奔马律、心包摩擦音等。

(5)实验室检查可做病毒分离、病毒抗体测定及血清酶检查,均有助于提高本病诊断的准确率。

2. 病程长短 ①急性期,病程多在半年以内。②迁延期,病程在半年至1年。③1年以上为慢性期。④后遗症期,遗留心律失常或有轻微心脏病表现。

(三十二) 病毒性心肌炎对妊娠的不良影响

1. 妊娠妇女感染病毒率比非妊娠妇女明显增加,病毒感染引起的心肌炎及心肌炎死亡率也较非妊娠妇女为高。

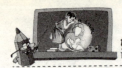
2. 妊娠并发病毒性心肌炎多伴有明显宫内感染,胎儿畸形率升高。

3. 很多病毒可经胎盘和生殖道感染胎儿,妊娠期并发病毒性心肌炎越早,胎儿畸形率越高,畸形程度也越重。

4. 妊娠并发病毒性心肌炎时,流产、早产及死胎的发生率明显增加。

5. 妊娠并发病毒性心肌炎,可使心肌炎病情加重,预后不良,围生期死亡率增高。

6. 妊娠并发病毒性心肌炎极易导致心力衰竭。妊娠并发症发生率较高。

(三十三) 妊娠并发病毒性心肌炎的治疗

妊娠并发病毒性心肌炎的治疗:①急性期应卧床休息数周或数月。②给予高蛋白、高热能、多种维生素饮食。③控制感染,给予抗病毒药物及抗生素。④是否终止妊娠,视病情而定。⑤应用改善心肌细胞营养与代谢药物,包括维生素 C、维生素 B_1、维生素 B_2、辅酶 A 或肌苷、细胞色素 C、三磷酸腺苷等。⑥应用极化液疗法,氯化钾 1～1.5 克、普通胰岛素 8～12 单位,加入 10% 葡萄糖液 500 毫升内静脉滴注。⑦维生素 C 5～15 克及丹参酮注射液 40～80 毫克,分 2 次加入 5% 葡萄糖液 20 毫升内,静脉推注或稀释后静脉滴注,连用 2 周。⑧应用抗心律失常药物。⑨给予中药,如板蓝根、大青叶、虎杖、连翘等。

(三十四) 妊娠高血压综合征及其分类

妊娠高血压综合征(简称妊高征),是指妊娠期孕妇所特有而又常见的疾病,以高血压、水肿、蛋白尿、抽搐、昏迷、心肾功能衰竭,甚至发生母子死亡为临床特点。妊娠高血压综合征分类见表 4。

表 4　妊娠高血压综合征分类

分　类	要　点
轻度妊娠高血压综合征	血压为 17.3/12 千帕(130/90 毫米汞柱)，或较基础血压高 4/2 千帕(30/15 毫米汞柱)，亦可伴发轻度蛋白尿及水肿
中度妊娠高血压综合征	血压＞18.6/13.3 千帕(140/100 毫米汞柱)，＜21.3/14.6 千帕(160/110 毫米汞柱)，蛋白尿＋，或伴有水肿及轻度自觉症状，如头晕等
重度妊娠高血压综合征（先兆子痫及子痫）	①重度先兆子痫：血压≥21.3/14.6 千帕(160/110 毫米汞柱)或蛋白尿＋＋→＋＋＋，伴水肿、头痛等自觉症状，此三项有两项者。②子痫：在妊娠高血压综合征基础上有抽搐

（三十五）妊娠高血压综合征的好发因素

妊娠高血压综合征的好发因素：①年轻初产妇及高龄初产妇。②体型矮胖者。③发病时间一般是在妊娠 20 周以后，尤其在妊娠 32 周以后最为多见。④营养不良，特别是伴有严重贫血者。⑤患有原发性高血压、慢性肾炎、糖尿病的孕妇，其发病率较高，病情可能更为复杂。⑥在有双胎、羊水过多及葡萄胎的孕妇，发病率亦较高。⑦冬季与初春寒冷季节和气压升高的条件下，易于发病。⑧有家族史，如孕妇的母亲有妊高征病史者，此孕妇发病的可能性较高。

（三十六）妊娠高血压综合征的早期诊断

1. 注意病史及自觉症状　凡妊娠前患有高血压、慢性肾炎及糖尿病等病史者，在妊娠 20 周以后出现头晕、头痛及水肿，应及时去医院专科检查。

2. 密切观察体征变化

（1）高血压：定期测量血压，并与妊娠前血压相比较，如血压升高，需休息 30～60 分钟后再测。如妊娠后血压上升，收缩压虽未达到妊高征的标准，而舒张压较妊娠前升高 2.6 千帕(20 毫米汞柱)，应考虑有妊高征

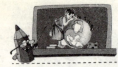
的可能,并及时处理。

(2)水肿:如下肢水肿逐渐向上蔓延,当肿及大腿者,则应引起重视,若经卧床休息6~8小时水肿未消者,应视为病理改变;对于水肿不明显,但孕妇体重于1周内明显增加者,更应高度警惕妊高征的可能。

(3)蛋白尿:应经常做尿液检查,如发现尿蛋白时,应做24小时蛋白定量,凡蛋白定量为0.5克/24小时尿,视为病理现象。

3. 血液检查

(1)血流动力学检查:正常妊娠后期,血浆黏度应在1.6以下,全血黏度<3.6,红细胞比积应<0.35,如≥上述3项数值,提示血液浓缩,血容量不足。

(2)尿酸:血清尿酸值增高,提示肝、肾功能减退,可能患有重症先兆子痫及子痫。

(3)尿素氮:血肌酐、尿素氮增高,提示肾功能减退。

(4)二氧化碳结合力:有助于及早发现酸中毒。

(5)血清电解质测定:有利于正确纠正电解质紊乱。

(6)肝功能检查:肝功能改变及其程度,对诊断重症先兆子痫及子痫有重要的意义。

(7)凝血功能测定:对患者有无慢性弥散性血管内凝血存在有诊断价值。

4. 尿液检查　主要检查尿蛋白、红细胞、白细胞及管型。24小时尿蛋白>0.5克,为病理状态;如≥5克,则病情严重,应积极处理。

5. 眼底检查　眼底检查可反映妊高征的严重程度,有参考价值。

6. 心电图检查　有助于了解心肌损害、高钾血症或低钾血症等。

(三十七)妊娠高血压综合征对母体及胎儿的不良影响

1. 对母体的影响　妊娠高血压综合征最常见的并发症是胎盘早期剥离、心力衰竭、凝血功能障碍,脑出血、肾功能衰退及产后血液循环障碍等。而脑出血,心力衰竭及弥散性血管内凝血为妊娠高血压综合征患者的主要死亡原因。

2. 对胎儿的影响 重度妊娠高血压综合征是早产、宫内胎儿死亡、死产、新生儿窒息和死亡的主要原因。孕妇病情越重,对胎儿的不良影响就越大。

(三十八)妊娠高血压综合征的预防

1. 实行产前检查,做好孕期保健工作 妊娠早期应测量 1 次血压,作为预期的基础血压,以后定期检查,尤其是在妊娠 36 周以后,应每周观察血压及体重的变化、有无蛋白尿及头晕等自觉症状。

2. 加强孕期营养及休息 加强妊娠中、晚期营养,尤其是蛋白质和多种维生素、叶酸、铁剂的补充,对预防妊娠高血压综合征有一定的作用。因为母体营养缺乏、低蛋白血症或严重贫血者,其妊高征发生率增高。

3. 重视诱发因素,治疗原发病 详细询问家族史,如孕妇外祖母、母亲或姊妹之中有重度妊高征者,则该孕妇发生妊高征的机会增高。曾患原发性高血压、慢性肾炎及糖尿病等均易发生妊高征。寒冷季节更应加强产前检查,及早处理。

(三十九)妊娠高血压综合征的治疗原则

1. 妊娠水肿 治疗原则是利尿消肿。

2. 妊娠高血压 治疗原则是镇静降压。

3. 先兆子痫 治疗目的是防止发生子痫,预防产后遗留慢性高血压。主要措施是:

(1)严密注意体重、血压、水肿及蛋白尿的变化,及时检查血液、尿液、眼底、肝功能及凝血功能等,有条件者应监护心、肝、肾功能的变化。

(2)卧床休息,避免强光、噪声或震动等刺激以防诱发抽搐。

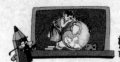
（3）低盐或无盐、高蛋白、高维生素饮食。但不可长期低盐饮食,不然易致产后循环衰竭。

（4）给予镇静、降压、解痉及利尿药。

（5）妊娠近足月或虽未足月经治疗病情进展严重者,应终止妊娠。

4. 子痫 有效控制抽搐,防治并发症,正确处理分娩。主要措施:

（1）在单间暗室,增设专护,避免各种刺激。

（2）立即肌内注射冬眠合剂或吗啡,制止抽搐。

（3）抽搐不止者可用冬眠 1 号合剂半量,加入 25%葡萄糖注射液 20 毫升缓慢静脉注射。

（4）25%硫酸镁 10～20 毫升,肌内注射,每 6 小时 1 次,以防再次出现抽搐。

（5）留置导尿,但须严防感染。

（6）分娩处理是在抽搐停止后多能于短期内自然分娩,或助产,或剖宫术,视病情而定。

（四十）妊娠高血压综合征的并发症及治疗原则

1. 妊高征心脏病 多在妊娠晚期或产后 24～48 小时突然出现心力衰竭、呼吸困难、面色苍白或发绀、咳粉红色泡沫状痰或血痰、气急等。治疗原则是迅速洋地黄化,多用西地兰。同时给予速尿,以达到快速利尿、减轻心脏负担及控制心力衰竭的目的。

2. 胎盘早期剥离 根据临床出血特点分为显性出血型、隐性出血型。胎盘早期剥离易并发弥散性血管内凝血和急性肾衰竭。治疗原则是胎盘早期剥离危及母体和胎儿,一旦确诊,必须立即终止妊娠,纠正出血和休克。

3. 凝血功能障碍 主要表现有出血倾向,血液不凝,并可出现栓塞症状,以致少尿或无尿。治疗原则是应用抗凝治疗,输入新鲜血,尽快除去病因。

4. 脑出血 发病前可无任何征兆,突然剧烈头痛及局限性抽搐发作,昏迷乃至死亡。治疗原则是快速脱水、止血。如病情危重者,应迅速进行剖宫产术,挽救母子生命。

5. 肾衰竭　急性肾衰竭主要表现为少尿,24 小时尿量少于 400 毫升。少尿期后进入多尿期,每日尿量达到 5 000～6 000 毫升以上。治疗原则是利尿、防止高血钾、防止感染、纠正水电解质紊乱及酸碱平衡失调。

6. 产后血液循环衰竭　多在产后 30 分钟内,血压突然下降,面色苍白,四肢厥冷等。治疗原则是迅速补充生理盐水和葡萄糖液,纠正酸中毒,如有休克者,应迅速输血浆、全血或中分子右旋糖酐,以求尽快补足血容量。

五、妊娠期内分泌系统疾病

妊娠合并内分泌系统疾病,其诊断和治疗与一般妊娠女性大致相同。但必须认识到妊娠期母体内分泌系统形态和生理功能的改变,母体和胎儿之间的相互关系,内分泌系统与妊娠之间的相互影响,胎儿的生长发育,尤其胎儿甲状腺及神经系统的发育,胎盘和乳腺对内分泌激素及抗内分泌疾病药物的通透性等特点,其诊断和治疗也具有特殊性。只有了解这些知识,妊娠和分娩的过程才能顺利进行,新生儿发育成长才不会受影响。

(一) 妊娠期甲状腺形态和功能变化

有 65%～90% 的孕妇甲状腺较孕前增大 30%～40%。由于甲状腺腺体增大,腺泡增大,腺泡内充满胶质,同时甲状腺内血管增生,血流量增多,表现为甲状腺均匀性增大。增大的程度与孕妇的年龄、居住环境(饮食内含碘量多少)及是否患有甲状腺疾病等有关。

妊娠期妇女的基础代谢率较孕前增加 15%,妊娠后期可增加 20%～30%。妊娠后血浆游离状态甲状腺素相对增加,孕妇肝脏合成甲状腺素结合球蛋白也增加,使血浆中的结合状态甲状腺素相应增加。孕妇和胎儿的甲状腺素可促进物质代谢,保证胎儿的正常生长发育尤其中枢神经系统的发育。甲状腺功能不足的孕妇易发生流产、胎儿发育不良及胎儿死于宫内等。

（二）妊娠期甲状腺功能亢进的临床特点

妊娠期甲状腺功能亢进（简称妊娠甲亢）可发生在原有甲亢妊娠后一过性加重或妊娠后新发现甲亢。妊娠甲亢发病可急可缓，也可突发，并出现甲状腺危象；若原有甲亢，在妊娠早期可有一过性加重，妊娠中期后病情趋于稳定，在分娩、引产、感染、手术时又趋加重。主要临床特点是：①性急，易激动，多疑、失眠，手指震颤。②怕热多汗，有低热（38℃以下），多食易饥，体重减轻，疲乏无力。③甲状腺肿大，呈弥散性对称性轻度至中度肿大，质地软，无结节。少数患者可无肿大或位于胸骨后甲状腺肿大。④眼裂增宽，少瞬眼，突眼。⑤心悸，胸闷，气短，心率多在90～120次/分钟，伴有心律失常。⑥大便次数增加或腹泻。⑦可出现周期性麻痹或重症肌无力。

（三）妊娠期甲亢的不良后果

1. 对妊娠的影响

（1）甲亢常合并月经异常或无排卵，故不易妊娠。

（2）甲亢孕妇易致流产、早产及胎儿发育迟缓。

（3）甲亢时妊娠高血压综合征发生率偏高。

（4）甲亢产妇临产时易发生子宫收缩无力，使难产和滞产率增加。

（5）甲亢产妇围生期死亡率增加。

2. 对胎儿、新生儿的影响

（1）先天性甲亢：由于母体内长效促甲状腺素物质通过胎盘进入胎儿体内所致。

（2）先天性甲状腺功能减退：患甲亢的孕妇在孕期服用大量抗甲状腺药物，抑制胎儿甲状腺功能而引起先天性甲状腺功能减退（呆小病），影响胎儿中枢神经系统发育而致智力发育落后。

（3）用碘诊断和治疗可引起胎儿急性甲状腺肿大，压迫气管引起窒

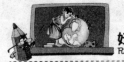
息,严重者可致死胎。

(4)甲亢时胎儿畸形时有发生。

(5)甲亢时低体重儿、早产儿发生率增高。

(6)先天性甲亢的新生儿围生期死亡率增高,有 50%在出生后数周内死亡。70%甲状腺功能减退的新生儿在出生后 3 个月内死亡。

(7)甲亢孕妇的胎儿宫内发育停滞。

（四）妊娠对甲亢的影响

1. 妊娠早期可使甲亢进一步恶化,而妊娠中晚期可使甲亢症状缓解。

2. 可使甲亢患者心脏病变加重。这是因为妊娠可加重心脏负担。

3. 妇女再次妊娠极易使甲亢复发,尤其在发生流产、早产、引产、分娩、手术产合并感染时甲亢症状加重。

4. 产褥感染可加重甲亢病情,甚至激发甲状腺危象。

5. 妊娠期抗甲状腺药物应慎用,有些药物一旦停用,可使甲亢症状恶化。

（五）对诊断甲亢有价值的实验室检查

1. 血清蛋白结合碘（PBI） 妊娠时轻度增加,甲亢时血清蛋白结合碘明显升高,其水平与甲亢的严重程度有关。

2. 血清总甲状腺素（TT_4） 妊娠时轻度增高,甲亢时明显升高。

3. 血清总三碘甲状腺原氨酸（TT_3） 妊娠后稍微增加,甲亢时明显增加。

4. 血清游离四碘甲状腺原氨酸、三碘甲状腺原氨酸（FT_4 及 FT_3） 甲亢时二者均明显升高。

5. 甲状腺素结合球蛋白 妊娠后增加,甲亢时明显增加。

（六）妊娠期甲亢的治疗

1. 避免情绪波动,适当休息,高热能、高维生素饮食。对精神紧张、失眠、心悸及震颤者,可给予利舍平、心得安、安定和胍乙啶等药物。

2. 抗甲状腺药物,如丙基硫氧嘧啶、他巴唑及甲亢平,剂量不宜过大,病情减轻或稳定后应减量,绝不可骤然停药,以控制症状的最小剂量为维持量。

3. 手术治疗指征:①抗甲亢药物治疗失败。②实质性、多发性甲状腺瘤。③结节性甲状腺肿。④甲状腺肿大伴有压迫症状。⑤合并甲状旁腺功能障碍。⑥异位四碘甲状腺原氨酸、三碘甲状腺原氨酸分泌综合征。

4. 禁用放射同位素治疗和诊断。

5. 新生儿娩出后不宜哺乳,并监测甲状腺功能,对于先天性甲亢和先天性甲状腺功能减退(甲减)、巨大甲状腺肿,应给予及时诊治。

（七）妊娠期甲状腺危象及临床特点

1. 甲状腺危象 妊娠期甲亢患者病情未获得有效控制,由于精神刺激、过度紧张、引产、分娩、手术及产后感染等因素而引起急性甲状腺功能亢进综合征,即甲状腺危象。

2. 临床特点 突然起病,常呈恐惧及焦虑状态。体温突然升高,可超过 40℃,心率增快可达 160 次/分钟以上。开始时皮肤多汗或大汗淋漓,高热后又转为汗闭。有恶心、呕吐、腹泻、黄疸、脱水。随后即可发生肺水肿及心力衰竭。晚期神志不清,甚至昏迷、感染、电解质紊乱及抽搐。若不及时正确诊断及抢救,多因高热、心力衰竭、肺水肿、子痫、感染和水电解质紊乱而死亡。

（八）妊娠期甲状腺危象的防治

1. 预防 凡妊娠期甲亢孕妇均应以高危妊娠对待,于预产期前住院护理、治疗和监测。积极治疗合并症,做好引产及手术产前的思想工作,树立信心,配合治疗。给予足量抗甲状腺药物,有效地控制症状,做好抢救甲状腺危象的一切准备。

2. 治疗 凡妊娠期甲亢孕妇均应给予吸氧;降温,镇静,给予人工冬眠,补液及补充电解质(大量葡萄糖盐水及 B 族维生素和维生素 C);预防或控制感染,可给予抗生素;及时治疗心力衰竭及肺水肿;应用碘溶液口服或鼻饲,或静脉滴注;加倍应用抗甲亢药物,如他巴唑或甲亢平,症状缓解后可减量;根据病情给予肾上腺皮质激素;症状稳定 2～4 小时后结束分娩或剖宫产。

（九）妊娠期甲状腺功能减退的临床特点

1. 甲状腺功能减退 妊娠合并甲状腺功能减退,简称妊娠期甲减,可见于 3 类患者:

(1)在青春期曾患过甲减,如地方性呆小病、幼年性黏液性水肿及成年性黏液性水肿,经甲状腺激素替代治疗后妊娠。

(2)甲状腺功能亢进、甲状腺瘤经手术或放疗后继发甲减,经甲状腺激素替代治疗后妊娠。

(3)甲状腺功能正常,由于其他病因不适当地应用大剂量或长时间应用甲状腺激素治疗而造成医源性甲减,停药后妊娠。

2. 临床特点 畏寒、疲乏、肌肉关节酸痛、体重增加、智力减退、言语行动缓慢、健忘、黏液水肿面容、皮肤苍白或蜡黄、脉搏缓慢、便秘及深腱反射延迟等。

3. 实验室检查 血清促甲状腺激素(TSH)值增高,血清甲状腺素(T_4 和 T_3)值降低。轻型甲减诊断困难,临床表现明显者,实验室检查。

（十）甲减对妊娠和胎儿的不良后果

甲减对妊娠和胎儿的不良后果：①患甲减的妊娠妇女分娩时子宫收缩乏力，可致难产、滞产或产后大出血。②机体抵抗力降低，易发生产后感染。③患甲减的妊娠者，流产、早产的发生率增高。但如妊娠能维持到16周，多可安全至足月分娩。④妊娠合并甲减未经治疗者，所生子女日后智力低下，发育迟缓。

（十一）妊娠期单纯性甲状腺肿的原因

女性在妊娠时常见甲状腺明显肿大，其发病有明显的地域性。妊娠时由于肾脏对碘的清除率增加而使母体血浆含碘量下降，造成母体缺碘。随着妊娠月数的增加，胎儿对碘的需求和摄取不断提高，妊娠又增加了对甲状腺素的需要。这些因素均可引起母体内碘的不足。母体甲状腺吸碘率降低或摄碘不足，均可使甲状腺代偿性肿大。分娩后母体约有20%的碘将由乳汁分泌，在碘不足的情况下，甲状腺仍继续肿大。如果妊娠期有充足的碘摄入，仍有甲状腺肿大，当考虑其他原因及有无对碘摄取利用障碍。

地方性甲状腺肿大的流行地区，患甲状腺肿大的产妇所生的子女，其甲状腺多发育不全而致呆小病，一般无其他不良影响。妊娠合并甲状腺肿大的孕妇应补充碘。一般情况下应用含碘食盐，即可满足每日摄入量。补碘不宜过多，以免影响甲状腺素的合成和释放，从而导致甲状腺进一步增生肥大。

（十二）妊娠期甲状旁腺功能的变化

甲状旁腺所分泌的甲状旁腺素和降钙素都是调节骨钙、磷代谢的激素，对维持妊娠生理和胎儿正常发育有着重要的作用。

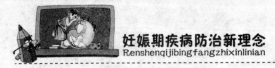

甲状旁腺素的生理功能有:

(1)加强肾小管对钙的再吸收,减少钙的排出,还能直接作用于肾小管,减少肾小管对磷的再吸收,使尿磷增加,血磷减低。

(2)对骨的作用是促进破骨,使钙及磷从骨质脱出而提高血中钙及磷离子浓度。

(3)能增强肠道对钙的吸收。

妊娠期甲状旁腺素明显增加,可促进维生素 D_3 的生成,抑制肾小管对磷的再吸收,使妊娠期出现低磷血症及高钙血症。妊娠期孕妇骨骼系统仍保持良好的功能状态,骨钙、磷代谢仍处于相对生理平衡状态。降钙素的生理功能是抑制骨钙释放,降低血钙水平。甲状旁腺的分泌受血钙浓度的控制,血钙升高时,腺体分泌减少,降钙素分泌增加;血钙降低时,腺体分泌增加,而降钙素分泌减少。两种激素共同作用维持血钙浓度。

(十三) 妊娠期原发性甲状旁腺功能亢进的临床特点

原发性甲状旁腺功能亢进的临床特点:血钙过高,引起神经和肌肉应激性降低、食欲减退、体重减轻、肌肉无力、心动徐缓、心律失常及抽搐。由于钙、磷大量排泄,引起多尿、多饮,易形成尿路结石。早期骨痛,多发生于腰部,久病骨骼畸形,易发生病理性骨折,见于肋骨及长骨。实验室检查见血钙增高、血磷降低、尿磷增高、血中甲状旁腺素增加。

妊娠合并甲状旁腺功能亢进时,母子围生期合并症明显增高,如妊娠剧吐、肾动脉硬化、流产、死胎及新生儿低血钙等。本病一经确诊,为减少母子围生期死亡率,应行探查性手术。

（十四）妊娠期甲状旁腺功能亢进对新生儿的不良后果

1. 新生儿低钙血症（又称新生儿手足搐搦症） ①妊娠期孕妇的高钙血症反馈性抑制胎儿和新生儿甲状旁腺，出现暂时性甲状旁腺功能不足。②新生儿的甲状旁腺素合成和释放障碍。③降钙素增高，拮抗甲状旁腺素的作用。④高血磷的反馈作用。

其临床特点是新生儿烦躁不安，肌肉抽搐，全身发绀，四肢震颤，惊厥，呼吸不规律，甚至暂停。其症状可出现在生后第一日，但较常出现于生后 1 周末时。可无症状，也可同时出现喉痉挛、腕踝阵挛或窒息。患儿的血清钙降至 1.75 毫摩/升以下，离子钙降至 0.9 毫摩/升以下。而血清磷却超过正常值。

应用钙剂治疗，可由静脉缓慢注射 10% 葡萄糖酸钙溶液 5～10 毫升，口服 2.5% 氯化钙，每日 1～2 克，分次给予，连服 1 周。

2. 新生儿镁代谢异常 甲状旁腺疾病均不同程度地影响钙、磷、镁的代谢，妊娠期合并甲状旁腺功能亢进时，约有 50% 以上的新生儿低钙血症伴有低血镁。其临床特点亦有肌肉震颤、手足搐搦及反射亢进等症状。若有手足搐搦症而血钙正常，或给予钙盐治疗无效，甚至症状加重时，应疑为本症。实验室检测血清镁浓度降低有诊断价值。

（十五）妊娠期肾上腺皮质功能的变化

1. 妊娠时肾上腺皮质增厚，尤以束状带为明显。妊娠期受到大量雌激素的作用，使肾上腺皮质所分泌的激素增加。由球状带分泌的盐皮质激素——醛固酮，每日分泌量为非妊娠期的 4 倍之多；由束状带分泌的糖皮质激素——皮质醇，每日分泌量为非妊娠期的 3 倍；由网状带分泌的性激素——睾酮也增多，故孕妇的阴毛、腋毛增多、增粗。

2. 妊娠期肾上腺皮质分泌的皮质激素进入血液循环后，有 90% 与蛋白质结合,仅有 10% 的皮质激素为游离而有活性作用。因此,妊娠期孕妇无肾上腺皮质功能亢进的表现,有 30%~40% 的醛固酮为游离而有活性作用,故无水、钠潴留表现。

3. 妊娠期肾上腺皮质激素虽有增加,但尿中 17 羟皮质类固醇(17-OHCS)减少,尿中 17 类固醇酮增多。

(十六) 妊娠期肾上腺皮质功能亢进的临床特点

妊娠期肾上腺皮质功能亢进所引起的流产、早产、死胎、妊娠高血压综合征发生率高于正常妊娠。

1. 肾上腺皮质功能亢进

(1)医源性:长期接受促肾上腺皮质激素(ACTH)、糖皮质激素及其他激素制剂治疗。

(2)自发性:肾上腺增生、肾上腺癌、异位促肾上腺皮质激素分泌综合征,其中肾上腺增生最常见,约占总病例的 80%。

2. 临床特点　主要有肥胖、高血压及糖尿病。患者呈向心性肥胖、满月脸、痤疮、多毛、水牛背、无力、水肿、头痛及伤口愈合不良,腹部及大腿上部等处皮肤出现粗大紫纹,有精神改变等。妊娠前曾有月经失调、不排卵和治疗不孕的病史。

3. 实验室检查　可见血浆中糖皮质激素增高;地塞米松抑制试验异常;血浆中糖皮质激素结合球蛋白(CBG)增高;尿中 17 羟类固醇增高。

(十七) 妊娠期肾上腺皮质功能减退的临床特点

肾上腺皮质功能减退又称艾迪生病。多由肾上腺皮质结核、自身免疫性萎缩、长期接受肾上腺皮质激素治疗等引起。

临床特点以皮肤及黏膜色素沉着为早期表现,暴露部分多见。软弱无力、少动懒言、食欲减退、体重减轻、低血压、恶心、呕吐、腋毛及阴毛脱落等。妊娠期合并轻症者,诊断不易,严重者或在分娩、手术产及感染等症状加重时才引起注意。

实验室检查见血浆中皮质醇降低,或在正常非孕期范围;促肾上腺皮质激素兴奋试验呈低平反应。

妊娠合并艾迪生病未经治疗者母子死亡率极高。若经正确治疗,母子预后良好,但低体重儿发生率高。新生儿可继发肾上腺皮质功能不足。未经治疗的艾迪生病产后易发生急性肾上腺衰竭。

治疗用氢化可的松口服。出现急性肾上腺衰竭,可静脉给予糖皮质激素,纠正水、电解质及酸碱平衡失调,并给予抗生素防治感染。

(十八) 妊娠期嗜铬细胞瘤的临床特点

嗜铬细胞瘤90%发生于肾上腺髓质,也可见于腹主动脉前、左右腰椎旁、肠系膜下动脉开口处、腹腔神经丛、胸腔及颈部交感神经节等处,极少见于膀胱壁。90%为良性。瘤体易受重铬酸钾染色,故名嗜铬细胞瘤。

1. 妊娠期嗜铬细胞瘤的临床特点主要为肾上腺素及去甲肾上腺素分泌增多所致。

(1)高血压综合征:每因精神刺激、剧烈运动或肿瘤被挤压引起血压间歇性升高或波动性升高,或持续性升高,可达 $26.7\sim40$ 千帕($200\sim300$ 毫米汞柱)。伴有心悸、气促、出汗、肢体麻木、严重头痛、四肢震颤、视物模糊、恶心及呕吐等。发作时间由数秒至数小时不等,发作间歇期无症状。少数患者可出现低血压。

(2)代谢紊乱:基础代谢率升高,可达$+100\%$,常伴体温升高,达$38\,^{\circ}\mathrm{C}$左右,出现空腹血糖增高和尿糖、消瘦、疲乏及无力等。

2. 实验室检查见尿中儿茶酚胺阳性,香草苦杏仁酸阳性。据此可作出诊断。

嗜铬细胞瘤患者妊娠后病情趋于恶化,近半数孕妇在围生期死亡,胎儿死亡率高达半数以上。死亡原因为循环衰竭、肺水肿、脑出血和肿瘤本身出血。本病绝大多数需手术治疗。

六、妊娠期泌尿系统疾病

妊娠期泌尿系感染比较常见。妊娠期无症状菌尿者有 40％发展为肾盂肾炎，不仅影响孕产妇身体健康，还可引起早产及低体重儿。肾脏病患者妊娠不是必须绝育或人工流产的指征。了解妊娠期泌尿系统改变，做好防治工作，可以减少泌尿系统发病率和并发症，保护好肾脏功能，绝大多数孕妇可以维持到足月妊娠。

（一）妊娠期肾脏解剖和功能变化

1. 妊娠期肾脏体积增大，肾血容量增多，血管扩张。分娩后 6 个月，肾脏长度恢复正常。

2. 肾小球滤过率和有效肾血浆流量较妊娠前增加 35％～50％。尿酸、肌酐、尿素氮滤过增多，葡萄糖、氨基酸、水溶性维生素滤过增多。

3. 妊娠期输尿管增粗、变长、屈曲，肾盏、肾盂和输尿管扩张，平滑肌松弛、蠕动减少、减弱，可使肾盂、输尿管中有尿液潴留。

4. 尿液逆流，由于膀胱收缩内压增加，可使部分尿液逆流而进入输尿管中。

5. 妊娠期尿中可出现蛋白质，由于肾小球血流量增加，使孕妇出现体位性蛋白尿。

6. 妊娠早期膀胱容量减少，排尿次数增多，妊娠晚期膀胱位置改变及充血，常有尿意感。

7. 妊娠期肾脏对钠的滤过明显增加，孕妇体内并非有潜在的钠潴留，故妊娠期不必过分限制钠的摄入。

（二）妊娠期泌尿系感染的原因

1. 妊娠期肾脏对葡萄糖、氨基酸及水溶性维生素等营养物质滤过增多，故尿中这些物质含量增加，为细菌生长提供了物质条件。

2. 妊娠期输尿管增粗、变长并屈曲，大量孕激素可致输尿管平滑肌松弛，蠕动减少、减弱、减慢，可使两侧肾盂、输尿管中有尿潴留，易致细菌繁殖。

3. 孕妇排尿时由于膀胱收缩，使膀胱内压增高，可致部分尿液逆流而进入输尿管中，又不易排回膀胱，可导致上行性感染。

4. 妊娠晚期尤其临产后，由于胎头挤压，使盆腔血液及淋巴回流受阻，膀胱底部充血、水肿更为明显，极易导致局部损伤和感染。

5. 血行感染。妊娠期呼吸系统、消化系统或皮肤感染都能成为原发病灶，细菌可随血液循环进入肾脏。肾脏感染后，又可经输尿管下行而感染膀胱。

6. 淋巴管感染。肠道与肾脏之间有淋巴管相通，尤其在阑尾与右肾之间有淋巴管通过肾周围脂肪组织，故右肾感染机会较多。此外，妊娠期子宫常伴有向右侧旋转，右侧输尿管受压机会较多。故右侧肾盂积水往往更为明显，上行感染机会亦多。

7. 孕妇不注意性生活卫生，分泌物多，不注意清洗大小阴唇间及阴道前庭部，极易污染尿道口。

（三）泌尿系感染的疾病种类

泌尿系感染一般指肾盂肾炎、膀胱炎和尿道炎，也可广泛地包括肾盂积水、肾周围炎及肾周围脓肿等。根据发病急缓、炎症性质和病程又分为急性和慢性泌尿系感染。妊娠期泌尿系感染的途径和病因等方面均有特点，并相互有密切关系。

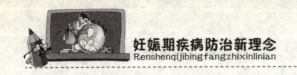

（四）妊娠期泌尿系感染的致病菌

妊娠期泌尿系感染最常见的致病菌是大肠埃希菌,约占总发病数的90％,其次是变形杆菌、产气杆菌或其他肠道杆菌及肠道球菌(类链球菌)。可能由于妊娠期上行感染,或由肠道、肾脏淋巴管感染所致。葡萄球菌、溶血性链球菌及肺炎球菌等较少见,这类致病菌主要见于血行感染。此外,真菌感染随着广谱抗生素、激素及免疫抑制药的应用明显增多。淋球菌感染并非少见,且有上升趋势。急性原发性泌尿系感染常为上行感染的一类致病菌,往往为单一菌致病,且迁延反复的泌尿系感染,尤其经多种抗生素治疗后,往往呈多菌种混合感染,并以耐药菌多见。

除上述致病菌和真菌外,尚有病毒、肺炎支原体及寄生虫等也可引起泌尿系感染。

（五）妊娠期急性尿道炎的临床特点

妊娠期尿道炎最为常见。女性尿道短且直,炎症常向上侵及膀胱,也是蛲虫病和阴道滴虫病的并发症。妊娠期常为尿道周围腺体感染所致,临床特点有:①脓尿。②有显著的膀胱刺激症状,如尿频、尿急、尿痛和尿不尽感等。③严重者可出现血尿。④无发热,极少有腰痛。⑤肾功能正常。⑥慢性者可经久不愈。⑦尿检验可见大量白细胞或脓细胞,或镜下血尿(可见大量红细胞)。

（六）妊娠期急性膀胱炎的临床特点

妊娠期膀胱炎是泌尿系统最常见的感染性疾病之一,几乎都继发于肾感染及尿道感染。按发病的急缓分为急性和慢性两种。临床特点是:①出现膀胱刺激症状,即尿频、尿急、尿痛或排尿不适。②急性可出现明显肉眼脓尿或血尿。③慢性期症状较轻,但可反复发作。④一般无明显的全身症状,仅极少数孕妇出现腰酸及低热。⑤尿检查可见大量白细胞及镜下血尿。

(七) 妊娠期急性肾盂肾炎的临床特点

妊娠期急性肾盂肾炎病程不超过 6 个月,其临床特点是:①多发生于妊娠 5 个月以后。②有全身感染症状,如突然发病、畏寒、发热、体温高达 39℃～40℃、疲乏无力、纳差、恶心及呕吐等。③有明显的腰部酸痛、尿频、尿急及尿痛等膀胱刺激症状。④有明显的肾区压痛及叩击痛。⑤有不同程度的脓尿(可出现白细胞管型),蛋白尿＋～＋＋。⑥尿培养细菌阳性。⑦外周血白细胞计数增高,中性粒细胞占 0.8 以上,并出现核左移。

(八) 妊娠期急性肾盂肾炎的诊断及鉴别诊断

脓尿是诊断急性肾盂肾炎的根据,几乎全部急性肾盂肾炎患者均有不同程度的脓尿。但大多数为镜下脓尿(显微镜下可见白细胞＋＋＋～＋＋＋＋),再结合妊娠期出现临床特点,即可诊断妊娠期急性肾盂肾炎。

1. 患者以发冷、发热、寒战及头痛等全身感染症状为主要表现,而泌尿系感染症状不明显或缺乏,此时如忽视尿液检查,常被误诊为流行性感冒、上呼吸道感染或肺炎。

2. 患者以血尿、腹痛及肾绞痛等为主要表现。缺乏腰痛、尿频、尿急及尿痛等尿路刺激症状时,如不注意尿常规检查,易被误诊为肾结石或肾结核。

3. 患者以恶心、呕吐、腹痛及腹泻等消化系统症状为主要表现,无泌尿系统症状,可被误诊为急性胃肠炎。

4. 患者以突然发病、发热、畏寒、恶心、呕吐、腹痛、脉快、外周血白细胞升高、腹部有压痛、肌紧张等急腹症为主要表现,医生对急性肾盂肾炎

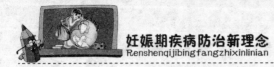

警惕性不高,易被误诊为急性阑尾炎或急性胆囊炎。

凡遇有上述表现者,应反复做尿沉渣检查,镜下脓尿为重要的鉴别依据,只有除外急性肾盂肾炎的诊断,方能考虑其他疾病,尤其妊娠中晚期更应注意。此外,急性肾盂肾炎常与单纯性急性膀胱炎的临床表现相似,尤其两病均有脓尿。但急性膀胱炎多以耻骨上痛及压痛为主,而无腰部酸痛、肾区压痛及叩击痛,尿频、尿急、尿痛及尿不尽感明显,一般多无发热,较多出现终末血尿,也无管型和蛋白尿等。

(九)妊娠期慢性肾盂肾炎与妊娠期慢性肾炎的鉴别诊断

妊娠期慢性肾盂肾炎与妊娠期慢性肾炎的鉴别诊断见表5。

表5 妊娠期慢性肾盂肾炎和慢性肾炎的鉴别诊断

	慢性肾盂肾炎	慢性肾炎
病史	多有急性肾盂肾炎或泌尿系感染或菌尿病史	可有急性肾炎史
发病年龄	生育年龄	青中年
发病时间	妊娠或产褥期	妊娠前后
水肿	无或轻	较重
蛋白尿	<1.0克/24小时	>3.5克/24小时
尿白细胞	较多	较少
12小时尿细胞计数	白细胞多,红细胞和管型较少	红细胞和管型多,白细胞较少
血浆白蛋白	正常或轻度降低	明显降低
血胆固醇	不升高	可升高
尿细菌培养	阳性	阴性
母胎影响	轻	严重
抗感染治疗	有效	无效

（十）妊娠期慢性肾盂肾炎的临床特点

妊娠期慢性肾盂肾炎的临床特点：①有半年以上反复发作的急性肾盂肾炎病史。②曾有腰痛、尿频、尿急、尿痛及脓尿史。③现有腰部隐痛、多尿（特别是夜间）、肾区压痛及叩击痛等泌尿系感染症状。④尿培养细菌阳性或尿培养虽为阴性，但尿沉渣内白细胞长期阳性，并除外其他泌尿系统疾病。⑤病程虽不明确，但有不同程度的肾功能（尤以浓缩功能、酚红排泄功能）减退。其中典型者，有反复发作的泌尿系感染症状，尿检验改变明显，或出现肉眼血尿，而肾功能损害较轻。非典型者，有反复发作的泌尿系感染症状，尿检验改变明显，或出现肉眼血尿，而肾功能损害较轻，并且多缺乏明显的泌尿系统症状，呈慢性隐行性经过，无明显不适。尿检验改变极轻，但尿培养细菌持续阳性。还有部分孕妇出现原因不明的长期低热、腰痛、乏力、消瘦及贫血，以后出现肾衰竭或恶性高血压、心肾功能障碍及眼底改变。

（十一）妊娠期泌尿系感染的预防

1. 孕前积极治疗急性泌尿系感染，防止变成慢性或复发。

2. 平时保持外阴部清洁、干爽，每日清洗外阴、更换内裤，不穿化纤内裤，以减少细菌孳生、繁殖。

3. 多饮水、多排尿，使尿路得到冲洗，排出尿路中的细菌和炎症产物。

4. 不憋尿（特别是在夜间），有尿及时排空，因为憋尿可使膀胱内压增高，有利于膀胱内的细菌随逆流的尿液进入输尿管及肾盂，引起肾盂肾炎。

5. 睡眠及休息应取侧卧，妊娠期肾盂肾炎多发生在右侧，故应左侧卧位，或左右轮换侧卧，以减少子宫对输尿管的压迫，使尿液引流通畅。

6. 注意营养，适当活动，增强机体的抗病能力。

7. 可用中性香皂清洗外阴。禁用碱性香皂清洗外阴,因其可破坏外阴部生理性酸环境,有利于细菌生长和繁殖。

(十二) 妊娠期尿路感染的治疗

急性尿道炎和急性膀胱炎的致病菌大多为大肠埃希菌。目前多用磺胺类药物治疗,但磺胺类药物有明显的不良反应,除对血液系统及肝肾有害外,还可能导致胎儿畸形等,故妊娠期应慎用,宜选用毒性较小的抗菌药物。

1. 单剂疗法 阿莫西林 3 克,顿服,或氟哌酸 1 克,顿服。

2. 三日疗法 氟哌酸每次 0.2 克,每日 4 次,连服 3 日;或羟氨苄青霉素每次 0.5 克,每日 4 次,连服 3 日。亦可应用头孢菌素类等。

(十三) 妊娠期急性肾盂肾炎的治疗

妊娠期急性肾盂肾炎的治疗原则为疏通积尿,杀灭病菌,及时做尿细菌培养,查出致病菌,并做抗生素敏感试验,防止药物对母子产生不良反应,以及对肾的损害。目前多采用 14 日抗菌疗法,具有肯定的疗效,尿细菌阴转率可达 90%。但复发率较高,延长疗程,也不会降低停药后的复发率,且会增加药物不良反应。

1. 妊娠期轻型肾盂肾炎 仅有轻度的泌尿系统刺激症状者,以口服药为主要治疗方法。氟哌酸每次 0.2 克,每日 3～4 次;或羟氨苄青霉素每次 0.5 克,每日 4 次,连服 14 日。

2. 妊娠期重症肾盂肾炎 有全身中毒症状,如寒战、发热、腰痛及外周血白细胞计数增高者,根据药敏试验选用有效抗生素。氨苄青霉素静脉滴注,每次 3 克,每日 2 次。如症状控制后,可改口服抗生素,完成 2 周疗程。在治疗过程中应经常做尿培养和药敏试验,作为更换抗生素的依据。

（十四）妊娠期慢性肾盂肾炎的治疗

1. 偶然再发或尿细菌检查阳性的孕妇,按急性肾盂肾炎治疗。

2. 反复发作的孕妇,应检查有无真菌、支原体、结核菌或变异菌株感染,根据病原菌种类选用抗菌药物。

3. 采用长程小剂量抑菌治疗,即每晚睡前口服单剂量抗菌药物,为常规剂量的 1/3～1/2,服药前需排尿 1 次。可选用氟哌酸、呋喃坦啶、羟氨苄青霉素及头孢菌素等。这些抗生素可定期交替应用,以防产生耐药性。

4. 对于尿路梗阻,如结石、畸形,分娩后应行外科治疗,以解除尿道梗阻。

（十五）妊娠期急性肾小球肾炎的临床特点

1. 发病前 1～2 周,曾有链球菌感染的病史,如上感、咽炎、扁桃体炎及皮肤感染等。

2. 有 70%～90% 的患者有轻重不等的水肿,清晨起床时眼睑水肿,下肢亦出现水肿,严重者胸腔有渗液。持续 1～2 周即开始消退。

3. 有 80% 左右的患者出现中等度血压增高,可达 20～24/12～15 千帕(150～180/90～110 毫米汞柱)。高血压随利尿而恢复正常。高血压与水肿的程度不完全一致。

4. 尿少,每日尿量常在 400～700 毫升,严重者可无尿。

5. 几乎所有病例都有不同程度的血尿。

6. 有 95% 以上患者出现轻、中度蛋白尿。如持续性蛋白尿有转为慢性肾炎的可能。

7. 全身表现有厌食、疲乏、恶心、呕吐、嗜睡、头痛、头晕、视物模糊及腰部酸痛等。也可伴有急性肺水肿及急性肾衰竭。

8. 妊娠期合并急性肾小球肾炎,容易发生流产及早产。若不发生自然流产,应在病情好转时终止妊娠。若病情超过 2 周时,急性肾衰竭可致产妇死亡,胎儿的死亡率也增高。

(十六) 妊娠期急性肾小球肾炎的治疗

妊娠期急性肾小球肾炎有 70％ 左右患者可以治愈。少数患者病变持续存在 1 年以上,并发展为慢性肾小球肾炎。治疗措施如下:

1. 卧床休息 直至临床症状消失。

2. 控制和预防感染 可应用青霉素肌内注射,每次 80 万单位,每日 2～3 次,10～14 日为 1 个疗程;或红霉素口服,每次 0.25 克,每日 3～4 次,10～14 日为 1 个疗程。

3. 限制血容量、钠盐和水分入量 血压下降后改为少盐饮食,尿正常后改为普通饮食。

4. 限制蛋白入量 尿素氮增高时,每日蛋白质入量限于 30～40 克,每日液体入量 1 000 毫升。

5. 利尿 可服双氢克尿噻每次 25 毫克,每日 3 次,或速尿每次 20 毫克,每日 3 次。水肿严重者可静脉或肌内注射速尿、甘露醇等。

6. 中药治疗 风寒型可用宣肺利水法。风热型可用疏风清热、凉血解毒法。湿热型可用清热利湿法。

7. 合并症治疗 高血压者,可利血平口服,每次 1 毫克,每日 3 次;或心痛定口服,每次 10～20 毫克,每日 3 次;或巯甲丙脯酸口服,每次 25 毫克,每日 3 次;或复方降压片口服,每次 1 片,每日 3 次。高血压脑病,可应用速尿静脉注射。急性左心衰竭肺水肿时,可应用西地兰或毒毛旋花子苷 K。利尿,限制钠盐和水入量。

8. 恢复期治疗 病情稳定后,感染控制 3 个月以上者,可清除感染的原发病灶。尿已正常但仍有乏力及腰部酸痛者,可服六味地黄丸。

(十七) 妊娠期慢性肾小球肾炎的临床特点

慢性肾小球肾炎(简称慢性肾炎)可由未彻底治愈的急性肾小球肾

炎（简称急性肾炎）演变而来。但多数慢性肾炎患者并无明确的急性肾炎史，或仅为妊娠前或早期妊娠时尿中出现蛋白、红细胞、细胞管型及水肿、高血压等表现。妊娠合并慢性肾炎并非少见，根据临床特点分为以下 5 型：

1. 隐匿型 患者无肾炎临床症状，尿常规检查可经常出现微量蛋白、少量红细胞及管型。但血压与肾功能试验均正常。

2. 肾病型 患者以大量蛋白尿（＞3.5 克/升）、明显水肿、低蛋白血症（＜30 克/升）与高胆固醇血症为主要临床表现。一般血压不高，肾功能损害较轻。此型临床多见。

3. 高血压型 血压持续升高。一般在 21.3～25.3 千帕/12.0～16.0 千帕（160～190/90～120 毫米汞柱），常伴有高血压性视网膜病变，而水肿和蛋白尿一般较轻。严重者可出现尿毒症及心力衰竭。

4. 混合型 主要有肾病型和高血压型的临床表现同时出现，且常有肾功能减退。妊娠高血压综合征常与本型相似。

5. 反复发作型 患者可在 1 次肾炎发作后，隔数周、数月或数年，经常反复发作。发作时有肾炎的临床表现，间歇期则无明显症状，或仅有少量蛋白尿或轻度高血压。部分患者可逐渐好转而痊愈。部分患者逐渐恶化，最终发展为高血压及尿毒症。

隐匿型与肾病型一般病情较轻，病程较短，妊娠后预后良好，在密切观察和及时正确治疗下可继续妊娠，获得活婴的机会较多。高血压型与混合型在妊娠后并发症多，尤其已有肾功能损害者，在妊娠期与产褥期更易发生肾衰竭而死亡。

（十八）妊娠对慢性肾炎的影响

妊娠期由于肾血流量明显增加，肾小球滤过率增高，肌酐、尿酸、尿素氮及尿素廓清率均下降，故加重肾脏负担。如果慢性肾炎病变较轻，病变范围局限，肾功能代偿良好，肾病型早期妊娠者，其母子预后尚佳，一般可以安全分娩，但肾炎病情会加重。如肾病型晚期妊娠者，可导致

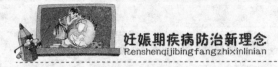

肾衰竭,危及母子生命。尤其患有混合型慢性肾炎的妊娠妇女,预后不良。

(十九) 慢性肾炎对妊娠的不良影响

慢性肾炎在妊娠期对母子的影响,主要取决于肾脏病变损害程度及妊娠后有无并发妊娠高血压综合征。

1. 仅有蛋白尿而无高血压,肾功能正常,肾小球损害较轻,病变范围局限,孕妇并发症较少,则胎儿宫内窒息发生率及死亡率均较低。且并发妊娠高血压综合征的发生率低,获得活婴率可达 90％ 左右。

2. 出现蛋白尿又伴有血压 20.0/13.0 千帕(150/100 毫米汞柱)以上,多提示肾脏缺血及肾血管痉挛,并发妊娠高血压综合征的机会达 70％,获得活婴率下降至 50％ 左右。

3. 妊娠前高血压越高,则妊娠高血压综合征发生率越高,胎盘血管痉挛及胎盘梗死的发生率也越多,胎儿发育迟缓、宫内窒息及宫内死亡的发生率也越高。

4. 妊娠合并肾炎病程较长者,孕妇容易发生流产及早产。有半数孕妇可维持到妊娠晚期,胎儿体重减轻,死亡率达到 20％ 左右。有 60％ 左右的孕妇有妊娠高血压综合征。

(二十) 妊娠期慢性肾炎的诊断及鉴别诊断

慢性肾炎多见于年轻妇女,曾有急性或慢性肾炎病史,以蛋白尿、水肿及高血压为主要表现,如出现在妊娠前即可诊断。

如无可靠的肾炎病史,或妊娠期中出现上述表现者,则须与妊娠高血压综合征(妊高征)、妊娠合并高血压病相鉴别见表6。

表6　妊娠期慢性肾炎、妊高征及高血压病的鉴别诊断

鉴别项目	慢性肾炎	妊高征	高血压病
病史	孕前有急性肾炎病史	一向健康	孕前有高血压病史
发病年龄	多在 30 岁以下	年轻初产妇及高龄初产妇	年龄较大经产妇
发病时间	妊娠前	妊娠 20 周后	妊娠前
水肿程度	眼睑及面部	下肢及大腿	无或极轻
收缩期血压	>26.6 千帕	>21.3 千帕	>26.6 千帕
	(>200 毫米汞柱)	(>160 毫米汞柱)	(>200 毫米汞柱)
蛋白尿	>3.5 克/24 小时	>0.5 克/24 小时	或更高,无或极少
血生化检查	肌酐增高	尿酸增高	正常
肾功能	严重受损	正常	正常
母胎影响	轻	严重	轻
预后	较难恢复,产后恶化	产后多恢复	产后血压持续升高

（二十一）妊娠期慢性肾炎的处置原则

1. 妊娠前已有高血压和蛋白尿,血压在 20.0/13.0 千帕(150/100 毫米汞柱)以上或有氮质血症者不宜妊娠。已经妊娠者,应做人工流产。如果继续妊娠将加重肾脏负担,且极易合并妊娠高血压综合征,对母子不利。

2. 病情较轻,仅有蛋白尿或有蛋白尿而血压不超过 20.0/13.0 千帕(150/100 毫米汞柱),可在医护人员精心监护下继续妊娠。

3. 在观察治疗的过程中,出现肾功能进一步减退,或血压超过 20.0/13.0 千帕(150/100 毫米汞柱)又不易控制时,为保证母体安全,应终止妊娠。

4. 继续妊娠者,应结合胎龄、肾脏功能及胎盘功能,权衡胎儿的处理,以免胎儿突然死亡。为早日减轻孕妇肾脏负担,可按妊娠周数与宫颈情况决定做剖宫取胎或引产等处理。

（二十二）妊娠期急性肾炎与慢性肾炎急性发作的鉴别

妊娠期急性肾炎与慢性肾炎急性发作鉴别要点见表7。

表7　妊娠期急性肾炎与慢性肾炎急性发作的鉴别

鉴别项目	妊娠期急性肾炎	妊娠期慢性肾炎急性发作
病程	短	较长（1年以上）
肾炎病史	无	可有
发病时间	妊娠后	妊娠前
感染与发病的关系	感染后1～2周	感染后1周内
贫血	无（除妊娠贫血）	较明显
尿检查	尿比重高，尿蛋白小量至中等量，血尿明显	尿比重低，尿蛋白大量，血尿较少
肾功能	正常或轻度减退	多有中度至严重损害
母胎影响	轻	严重
预后	大多良好	较差

七、妊娠期血液系统疾病

妊娠期严重贫血可能引起流产、早产、死胎及新生儿体重减轻,还易有出血倾向。孕产妇可因贫血性心脏病而危及生命,易合并妊娠高血压综合征。产时或产后因失血而休克,产后感染的机会也增加。妊娠期母体血液系统出现很大改变,这是母体生理性保护措施,如果对母体的保健不加以重视,就可能导致各种血液系统疾病;原患有血液系统疾病的女性,一旦妊娠将会使疾病复杂化,对母子双方都有不良影响。

(一)妊娠期贫血及其因素

妊娠期贫血系指在妊娠期红细胞比积、血红蛋白量和红细胞计数均低于正常值,妊娠期妇女血红蛋白正常值的下限为 90 克/升(9 克/分升),红细胞正常值下限为 3.5×10^{12}/升,红细胞比积正常值下限为0.35。妊娠期贫血与以下因素有关:

1. 妊娠期生理性贫血　妊娠期血浆容量增加较多(约 1 000 毫升),而红细胞数增加较少,故引起生理性稀释性贫血。此类贫血于分娩后数周内即可恢复至正常,无须特殊治疗。

2. 缺铁　成年妇女体内约含 2 克铁,其中 60%～70% 在红细胞内,10%～30% 贮藏在肝、脾及骨髓内。妊娠期因血容量增加,需铁 450 毫克,胎儿、胎盘和脐带需铁 360 毫克。在妊娠 280 日内,从肠道、皮肤等丧失铁约 196 毫克;无妊娠合并症的单胎阴道分娩丧失铁 190 毫克;双胎或剖宫产还要再丧失铁 140 毫克。因此,妊娠期纯铁消耗量在 1 000 毫克左右,每日必须平均额外补铁 4 毫克,这是一般饮食无法提供的。值得注意的是,即使母体缺铁,胎儿照常从母体内吸收铁,以供造血之用。如果

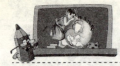
妊娠期孕妇不以铁剂作为补充,缺铁性贫血的发生几乎不可避免。

3. 缺乏叶酸　妊娠期每日需要叶酸400微克,为正常需要量的5～10倍。如果孕妇有偏食、营养不良、感染及吸收不佳等因素,更易引起叶酸缺乏,导致妊娠期患巨幼红细胞性贫血。

4. 贫血早期信号　贫血是一种症状而不是一种疾病,贫血早期信号(图8)。

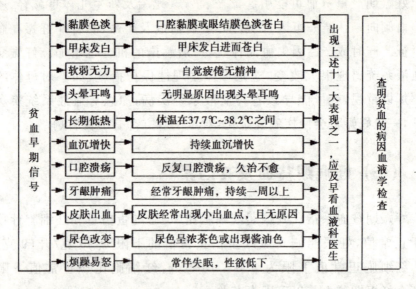

图 8　贫血早期信号

（二）贫血对妊娠的不良影响

1. 重度贫血对妊娠影响大　重度贫血易并发妊娠高血压综合征,这是由于贫血导致子宫和胎盘血流量减少,血流减慢,引起子宫胎盘缺血、缺氧,血管痉挛及血压升高。

2. 贫血引起心力衰竭　当血红蛋白降至50克/升时,常可引起贫血性心脏病,出现心悸、气短、发绀、呼吸困难及不能平卧,两肺可闻及湿啰音,是引起孕妇死亡的重要原因。

3. 易发生出血性休克 产妇分娩时即使失血量不多,因为原有贫血使休克的发生率升高,甚至导致产妇死亡。

4. 易并发产褥感染 孕妇贫血使体内抗体产生不足,白细胞的吞噬作用减弱,各组织器官血液灌注不足,缺氧,导致抵抗力下降,故妊娠晚期及产褥期易并发感染。

5. 围生儿死亡率增高 血红蛋白降至 70 克/升时,常伴有营养不良,使胎盘缺血、缺氧及缺养料,可致胎儿发育迟缓、早产及死胎。

6. 易并发婴幼儿贫血 重度贫血的孕妇所分娩的新生儿,血红蛋白虽然可正常,但 1～2 岁时生长增快,需铁量增加而出现贫血。

（三）妊娠期缺铁性贫血的临床特点

缺铁性贫血是指合成血红蛋白的铁缺乏所引起的一种小细胞低色素性贫血。可发生在任何年龄,但以生育期青壮年女性为多见。全球 10%～30% 的人群患有不同程度的缺铁,孕妇发病率为 40%。缺铁性贫血主要表现,决定于贫血的程度、发病的缓急及机体各器官的代偿能力。贫血时,体内缺铁变化是一个渐进的发展过程,在缺铁的初期无任何贫血的临床表现,称为隐性缺铁期。缺铁性贫血的临床特点:

1. 最常见的是头晕、乏力、倦怠、耳鸣、眼花及记忆力减退。

2. 严重者可出现眩晕和晕厥,活动后心悸、气短,甚至心绞痛、心力衰竭、恶心呕吐、食欲减退、腹胀及腹泻等。

3. 如伴有 B 族维生素缺乏时,可引起口腔炎、舌炎、舌乳头萎缩、唇炎及口角皲裂等;如伴有食管上端痉挛,可引起吞咽困难。

4. 如同时伴有胱氨酸缺乏,则出现指甲或趾甲扁平、无光泽、脆弱易裂及反甲等。

5. 部分缺铁性贫血患者可有异食癖,喜食炉灰渣、生米、泥土、粉笔或小砖头块等(因其含有氧化铁)。给予铁剂后症状可迅速改善或消失。

6. 妊娠期贫血的临床表现特点及检查要点(图 9)。

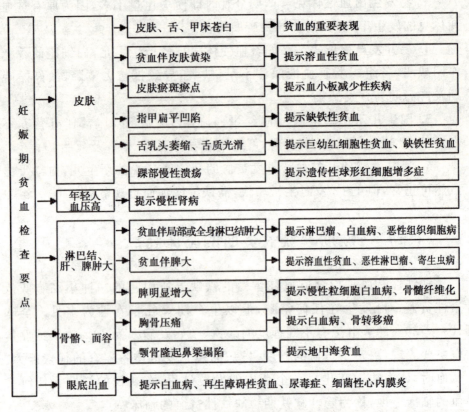

图9　妊娠期贫血的临床表现特点及检查要点

（四）妊娠期缺铁性贫血的诊断及防治

1. 诊断　根据其临床特点、妊娠史及实验室检查,血红蛋白<100克/升,或红细胞<$3.5×10^{12}$/升,或红细胞比积<0.30。血涂片可见红细胞小,苍白区扩大,细胞大小不等,有异形红细胞,骨髓铁消失,血清铁蛋白降低,总铁结合力增高,铁饱和度下降。诊断一般不难,但确认后还需进一步寻查缺铁的病因。

2. 预防

(1)生育年龄的妇女如有引起失血过多的原因,应予纠正。

（2）加强计划生育指导工作。说明生育过多、过密易引起贫血的危害。

（3）妊娠期给予营养指导，适当多吃含铁及维生素丰富的食物。妊娠 20 周以后常规口服铁剂。

3. 治疗

（1）去除病因：去掉缺铁性贫血的病因较治疗贫血更为重要，如做好计划生育，控制慢性失血，孕妇宜给予含铁较多的食物。

（2）补充铁剂：最常用硫酸亚铁口服，每次 0.3～0.6 克，每日 3 次。口服铁剂应注意的是先从小剂量开始，渐渐达到足量。饭后服用，可减少恶心、呕吐、上腹部不适等胃肠道反应。同时，加服维生素 C，每次 100 毫克，每日 3 次，可促进铁的吸收。服药前后 1 小时左右禁饮茶水、咖啡等。服用铁剂后出现黑便，可不必担心。一般贫血孕妇可在 2 个月内恢复正常。在纠正贫血后仍需继续服药 2～3 个月，以防止复发。

（五）妊娠期巨幼细胞性贫血的病因

妊娠合并巨幼细胞性贫血多发生在中年经产妇及妊娠晚期。

1. 孕妇肠道吸收叶酸的功能减低，其血中叶酸浓度仅为非孕妇的一半。而患巨幼细胞性贫血的孕妇血中叶酸浓度更低，仅为非孕妇的 1/3。这提示妊娠期的妇女对叶酸的吸收功能减低可能是巨幼细胞性贫血的主要原因。

2. 孕妇每日需要叶酸 400 微克。由于胎儿生长和发育，叶酸需要量增加，尤其妊娠后 3 个月需要量更多，为正常需要量的 5～10 倍。即使母体内叶酸缺乏，胎儿仍同样从母体血中吸收。

3. 孕妇如多胎、偏食、营养不足（与孕期呕吐、饮食减少有关）及感染，使需要量进一步增加。

4. 叶酸能通过胎盘进入胎儿体内，一般胎盘内的叶酸含量高于母体血清浓度。此外，食物经烹调后，叶酸含量可损失 50% 以上，如果孕期食物烹调不当，亦可致叶酸缺乏。

叶酸缺乏时，核酸形成减少，影响红细胞成熟而引起巨幼血红细胞性贫血。

（六）妊娠期贫血的临床特点

1. 贫血症状为虚弱无力、容易疲劳、头晕、皮肤和黏膜日益苍白或有轻度黄染（图 10）。活动时心悸、气短。病情重者可发生心力衰竭。

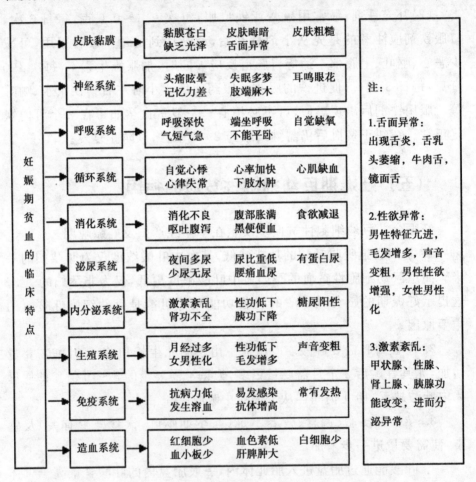

妊娠期贫血的临床特点				
	皮肤黏膜	黏膜苍白 缺乏光泽	皮肤晦暗 舌面异常	皮肤粗糙
	神经系统	头痛眩晕 记忆力差	失眠多梦 肢端麻木	耳鸣眼花
	呼吸系统	呼吸深快 气短气急	端坐呼吸 不能平卧	自觉缺氧
	循环系统	自觉心悸 心律失常	心率加快 下肢水肿	心肌缺血
	消化系统	消化不良 呕吐腹泻	腹部胀满 黑便便血	食欲减退
	泌尿系统	夜间多尿 少尿无尿	尿比重低 腰痛血尿	有蛋白尿
	内分泌系统	激素紊乱 肾功不全	性功低下 胰功下降	糖尿阳性
	生殖系统	月经过多 女男性化	性功低下 毛发增多	声音变粗
	免疫系统	抗病力低 发生溶血	易发感染 抗体增高	常有发热
	造血系统	红细胞少 血小板少	血色素低 肝脾肿大	白细胞少

注：

1. 舌面异常：出现舌炎，舌乳头萎缩，牛肉舌，镜面舌

2. 性欲异常：男性特征亢进，毛发增多，声音变粗，男性性欲增强，女性男性化

3. 激素紊乱：甲状腺、性腺、肾上腺、胰腺功能改变，进而分泌异常

图 10 妊娠期贫血的临床特点

2. 消化道症状有食欲减退、恶心、呕吐、腹泻、腹胀及舌炎等。整个

舌面及舌背呈鲜红色,即所谓"牛肉样舌"。病程长者舌面乳头萎缩,光滑,呈所谓"镜面舌",并伴剧痛。

3. 本病多发生在妊娠晚期,有一半以上发生在怀孕 30 周以后。

4. 孕妇年龄越大越易发生本病,经产妇多于初产妇,多胎多于单胎。

5. 皮肤干燥、脱屑及色素沉着,有的患者皮肤呈鱼鳞状改变。

6. 严重者可出现全身水肿、周围神经炎、感染及出血。

7. 实验室检查,血片中可见中性粒细胞 5 叶核及 6 叶核,红细胞大小不等,以大红细胞为主,严重者白细胞和血小板减少。骨髓片可见到巨幼红细胞增多。血清叶酸含量降低。

以上表现多见于妊娠期巨幼细胞性贫血。

(七) 妊娠期巨幼细胞性贫血的早期诊断

1. 妊娠早期出现严重的妊娠反应(恶心、呕吐及饮食减少),有偏食、双胎、多胎或感染病史。

2. 凡是妊娠晚期的孕妇,在短期内出现严重的贫血症状,又同时伴有食欲减退、恶心、腹泻、腹胀,有舌痛,舌色红及表面光滑者,应首先考虑妊娠并发巨幼细胞性贫血的可能。

3. 在外周血中发现多数中性分叶粒细胞分叶过多(>4 叶),往往是叶酸缺乏的先兆。

4. 进一步检查发现多数红细胞成大卵圆形,白细胞和血小板计数减少,骨髓中红细胞系统以典型巨幼红细胞增生为主。

5. 血清叶酸测定<6.81 纳摩/升(<3 纳克/毫升)。

6. 红细胞叶酸测定$\leqslant227$ 纳摩/升(<100 纳克/毫升)。

(八) 妊娠期巨幼细胞性贫血的防治原则

1. 预防 孕妇应积极治疗原发病,摄取含有丰富叶酸和维生素 B_{12} 的食品,并注意烹调方法,以免破坏其中的叶酸成分。营养不良或妊娠

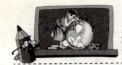

早期反应严重者,应口服叶酸,每日 0.5～1 毫克,将是一种有效预防巨幼细胞性贫血的方法。若能在妊娠前 1 个月至妊娠 4 个月,口服叶酸,每日 0.4 毫克,可预防胎儿神经管畸形。

2. 治疗　巨幼细胞性贫血的孕妇可口服叶酸,每日 5～10 毫克,直至血常规恢复正常为止。叶酸用量越大自尿中排出的量越多,每日用量 1 毫克大部分被吸收利用,仅有 6% 自尿排出。如缺乏叶酸的同时伴有维生素 B_{12} 缺乏,单用叶酸治疗时,将导致神经系统表现加重,必须同时肌内注射维生素 B_{12},每日 100 微克,连用 14 日,以后每周 2 次,直至血红蛋白及红细胞恢复正常为止。经上述治疗后贫血恢复,对铁的需要量增加,故应及时补充铁剂、维生素 C 及高蛋白饮食,以供给造血的原料。治疗开始后 2～3 日内,患者临床表现明显改善,血红蛋白、红细胞、白细胞及血小板多在 1 周左右恢复正常。骨髓内巨幼红细胞在用药后 24 小时内即有显著减少,3～4 日便可恢复正常。

（九）妊娠期再生障碍性贫血的临床特点

再生障碍性贫血(简称再障)是一组由于化学、物理、生物因素及不明原因所致的骨髓总量减少,代之以脂肪组织,导致红细胞、白细胞及血小板都减少。它是由不同的病因致使骨髓造血干细胞及骨髓造血微环境受损的疾病。其临床特点:①贫血、出血及感染。②一般无肝、脾、淋巴结肿大及溶血或骨髓外造血,骨髓细胞增生不良,非造血细胞增多。③给予一般生血药物治疗无效。④根据临床表现病情轻重、发展快慢、病变的广泛程度、实验室检查结果及骨髓改变大小,将再障分为急性型和慢性型。急性型起病急,发展快,多有严重贫血、出血及感染,病程短,一般平均 8 个月左右,多数在 1 年内因各种治疗无效,易并发败血症及肺炎而死亡。

（十）妊娠期再障的早期诊断及诊断标准

1. 再障的早期诊断

(1)临床表现:妊娠期再障多为慢性型,发病多缓慢,病程长,以贫血为首发表现,出血轻微。常见的出血为皮肤出血或轻微的牙龈出血。感染亦较轻,以呼吸道为主,易控制。通过治疗1～2年后,1/3病例达到临床治愈,1/3病例长期缓解,1/3病例长期不愈。

(2)血常规:全血细胞减少程度较轻,血红蛋白多在50克/升(5克/分升)左右,白细胞多在2×10^9/升(2 000/立方毫米)左右,中性粒细胞多在0.25(25%)左右,血小板多在$(10\sim20)\times10^9$/升(1万～2万/立方毫米),网织红细胞多高于0.01(1%)。

(3)骨髓象:髂骨骨髓多增生减低,而胸骨和脊椎骨骨髓增生活跃。

2. 诊断标准

(1)全血细胞减少,网织红细胞绝对值减少。

(2)一般无脾大。

(3)骨髓至少1个部位增生减低或重度减低(如增生活跃,须有巨核细胞明显减少),骨髓小粒造血细胞增多。

(4)能除外引起全血细胞减少的其他疾病,如阵发性睡眠性血红蛋白尿、骨髓增生异常综合征中的难治性贫血、急性造血功能停滞、骨髓纤维化、急性白血病及恶性组织细胞病等。

(5)一般抗贫血药物治疗无效。

(十一) 妊娠与再障之间的相互影响

一般认为,妊娠本身不会引起再障,但各种原因引起的再障,尤其原发性再障者妊娠并非少见。由于再障引起贫血、出血和感染,且妊娠后母体负担加重,贫血日益加剧可引起衰竭、产后大出血、产时产后严重感染,危害母体生命。胎儿因母体贫血影响胎盘对氧的输送,可导致早产、死胎和胎儿发育不全。个别再障患者妊娠后,并未造成严重的后果,直至自然分娩正常的婴儿。有结论认为,妊娠本身不会引起再障;再障患者在妊娠期病情未见缓解,但也不会使病情恶化。所以再障患者妊娠后一律立即终止妊娠并非必要。

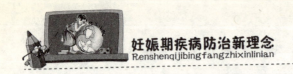

（十二）妊娠期再障的处理原则

再障患者妊娠后将给母亲和胎儿带来严重后果,多主张终止妊娠,但这会增加出血和感染的机会。目前,治疗措施较多,疗效亦较好,治疗环境又较先进(层流病房),可以使大多数孕妇顺利度过妊娠期。因此,应根据不同的妊娠期、孕妇与家属的愿望、再障的病情轻重、胎儿的发育情况等决定处理的方法。

1. 终止妊娠 再障患者妊娠后病情有进展,又系妊娠早期,可考虑人工流产。

2. 保胎 再障患者妊娠中晚期或病情虽危重而家属迫切要求保胎,因为中期引产并不能减少再障的病死率,且引产所致的出血和感染的机会比自然分娩高。所以,应积极治疗,促使病情好转,使其自然分娩。

3. 积极纠正贫血 应少量多次输血,使血红蛋白保持在 70 克/升(7克/分升)以上。高蛋白饮食和充足的多种维生素,以减轻症状和保证胎儿的生长发育。在临产时,使血红蛋白在 90～100 克/升(9～10 克/分升),可增强产妇对产后流血的耐受力。临产前后应给予广谱抗生素,以预防及控制感染。

4. 自然分娩 经治疗后疗效较好,防治出血及感染的措施有保障,一般可经产道自然分娩,缩短第二产程,避免因过分用力引起颅内或内脏出血。第三产程可给予子宫收缩药。若有会阴切开或撕裂,需先止血后再缝合,严防血肿发生。

5. 综合性药物治疗 肾上腺糖皮质激素不良反应大,易促发妊娠高血压综合征和胎儿畸形,除非出血严重或妊娠晚期,一般禁用。雄激素可引起女性胎儿男性化,应禁用。用中药治疗较为安全有效。

6. 剖宫产 必须剖宫产者,主张将宫体切除,以免产后出血和感染。约有1/3病例分娩后再障病情可能缓解,其预后尚好,但患者不能再度妊娠。分娩后存活的新生儿一般血常规正常,有的新生儿可有轻度全血细胞减少,不需治疗,因为不会发生再障。

（十三）妊娠期原发性血小板减少性紫癜的临床特点

原发性血小板减少性紫癜是一种免疫性疾病,常为慢性病过程。本病并不影响生育功能。其临床特点:①一般起病隐匿,表现为散在的皮肤紫癜或较轻的鼻出血及牙龈出血。②有的患者有数月或数年易发瘀斑、月经过多或反复鼻出血的病史,也可发生结膜下出血、尿血及胃肠道出血。③本病出血症状的轻重并不一定与血小板减少程度成正比,因为引起出血的原因除血小板减少外,血小板功能障碍有时也起重要的作用。④脾不大。⑤血小板计数多在$(30\sim80)\times10^9$/升(3万～8万/立方毫米),出血时间延长,血块收缩不佳,毛细血管脆性试验阳性。骨髓巨核细胞明显增多,核浆发育不平衡,产生血小板的巨核细胞明显减少或缺如,胞质中可出现空泡,常见退行性变。血小板表面免疫球蛋白增高。

（十四）妊娠期原发性血小板减少性紫癜诊断标准

妊娠期原发性血小板减少性紫癜诊断标准:①多次实验室检查血小板计数减少。②脾脏不大或仅轻度大。③骨髓检查巨核细胞数增多或正常,有成熟障碍。④具备泼尼松治疗有效者,或通过切脾治疗有效者,或血小板表面免疫球蛋白(PAIg)增多者,或血小板表面补体C_3增多者或血小板寿命测定缩短者,或妊娠孕妇等。⑤排除继发性血小板减少症之一者。

（十五）原发性血小板减少性紫癜与妊娠的相互 影响

原发性血小板减少性紫癜患者一旦妊娠,是产科严重并发症之一,母亲死亡率为5%。本病患者约15%在妊娠期有严重出血,常以皮肤黏膜出血为主,而产后出血则主要在产道,且较为凶险,约有24%的产妇出

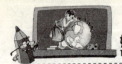
血死亡。自然流产率不高,但胎儿死亡率却很高,出生前胎儿死亡率为18%,出生后新生儿死亡率达到 26%。这是由于抗血小板抗体,通过胎盘进入胎体,损害胎儿血小板而引起血小板减少。据统计,新生儿血小板数降低的发生率为 34%～67%,胎儿及新生儿常因颅内出血死亡。存活的新生儿经 2～4 个月后血小板数逐渐恢复正常。

原发性血小板减少性紫癜对妊娠的影响:

1. 自然流产的发生率可增高 2 倍。

2. 患者于妊娠期及分娩后出血症状的发生率增高。

3. 新生儿血小板减少及出血的发生率高。

4. 肾上腺皮质激素及脾切除对母子都不利。

5. 死亡率较无妊娠的原发性血小板减少性紫癜患者为高。

(十六) 妊娠合并原发性血小板减少性紫癜的治疗

治疗的目的是抑制抗体产生,干扰抗原抗体反应,减弱抗血小板抗体复合物被清除速度,防止出血,挽救母亲生命。

1. 肾上腺糖皮质激素　为首选治疗药物,但这类激素在妊娠早期应用可能会引起胎儿先天畸形,孕妇长期应用也会抑制肾上腺皮质激素分泌功能,增加妊娠高血压综合征或产后精神病发病率,并且激素也不能降低胎儿死亡率或改善新生儿血小板减少程度。因此,不作为常规用药。仅用于血小板计数较低或有严重出血倾向,或将终止妊娠或妊娠中晚期患者。应用剂量开始宜较大,可用泼尼松每日 60～100 毫克,然后逐渐减量。若治疗反应良好,则可用 1 周,最后停药。

2. 脾切除术　经用激素维持量治疗病情控制不理想或出血不能制止者,方可考虑脾切除术,以免产后大量出血无法制止。值得指出的是,在妊娠中晚期脾切除术危险更大,手术死亡率可达 9%～10%,关键是手术中出血不止。此外,还有增加流产或胎儿死亡的危险,因此应尽量避免。

3. 分娩方式　尽可能采用自然分娩,分娩过程中要防止软组织撕裂,尽量避免手术,因血小板减少引起的出血常在软组织损伤处或手术切口发生。

4. 新生儿处理　新生儿出生后,要进行血液学检查并观察出血倾向。因为新生儿母亲虽已进行过治疗或脾脏切除,甚至血小板亦恢复到正常水平,但母体的血液循环中仍存在抗血小板抗体,并能通过胎盘影响胎儿。切脾后妇女所生的新生儿血小板减少机会为20%,大部分新生儿出生时血小板数不低,而出生后数小时开始降低。如果新生儿血小板数>50×10^9/升(5万/立方毫米),可进行观察和给予支持治疗,<50×10^9/升者,可用激素短期治疗,一般2～3个月可能恢复正常,但死亡率仍较高。

5. 其他治疗　在分娩、手术或出血严重时,输入新鲜全血或浓缩血小板会有暂时益处,长期多次输入血小板后产生抗体,导致患者血小板更低,出血更严重。

(十七)血友病甲、乙及遗传方式

血友病甲的发病机制主要是由于患者血浆中缺乏因子Ⅷ的凝血活性所致,而血友病乙的发病机制主要是由于患者血浆中缺乏因子Ⅸ所致。血友病甲及血友病乙的主要临床表现为出血倾向,凝血时间延长,凝血酶原消耗不佳。

血友病甲及血友病乙有相同的遗传方式,是典型的性染色体隐性遗传,由女性传递,男性发病。关于血友病公认的遗传方式是:子代的染色体是由双亲各提供一个性染色体所组成的,男性子代必须是有女性亲代提供出X染色体,男性亲代提供Y染色体,女性子代是由女性亲代提供X染色体和男性亲代提供出X染色体组成的。男性子代是否发病是由其所接受的X染色体的性质决定的。

如果有这样一个男性子代,当他接受的是女性亲代有基因缺陷的Xh染色体,即为临床上的血友病患者,如第1代第1。这个患者却不会将血友病传给他的儿子,因为他的Y染色体是正常的,而他生的全部女儿都

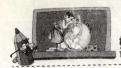

将成为血友病特征的携带者,因为他的女儿们都接受基因缺陷的 Xh 染色体,然而她们在临床上没发病表现。这是因为她们同时还接受来自母亲的正常 X 染色体。这个正常 X 染色体上的正常基因可以抑制异常的 Xh 染色体上的缺陷基因,使其不能显性。所以,在一般情况下有 Xh 染色体的女性只能是携带者而不发病。这些女性携带者把这种基因缺陷遗传给她的 1/2 儿子,成为血友病患者,而她的 1/2 女儿又成为血友病的携带者。倘若女性是血友病携带者与男性血友病患者结婚所生的儿子 1/2 正常,1/2 患血友病,女儿 1/2 患血友病(罕见),1/2 为血友病携带者。归纳起来,血友病的遗传规律可以出现 3 种情况:①男性血友病患者与正常女性婚配所生的男孩均正常,所生的女儿均为传递者。②女性传递者与正常男性婚配所生的男孩可以有血友病,所生的女孩可以为传递者。③男性血友病患者与女性传递者婚配所生男孩可有血友病,所生的女孩可有血友病,亦可为传递者,从理论上推测可以有女性血友病患者,但在临床上并未见到这种规律。

(十八) 血友病甲传递者与血友病甲患者的血缘关系

应用免疫法测定因子Ⅷ相关抗原与因子Ⅷ的凝血活性,结果发现,大多数血友病甲传递者的因子Ⅷ相关抗原比因子Ⅷ凝血活性达 2 倍以上。根据这种特殊比例关系,可使大多数传递者得到确诊。有人用抗因子Ⅷ抗体进行中和试验,若发现阳性交叉反应物超过因子Ⅷ凝血活性者,即可称为血友病甲(+)传递者。

血友病甲传递者与血友病甲患者,在遗传学上都有血缘关系:①血友病甲患者的母亲和女儿。②已诊断是血友病甲传递者的母亲和女儿。③血友病甲患者的姐妹和姨母等,均有可能是血友病甲的传递者。

(十九) 血友病甲 (或乙) 家族遗传性缺陷可以消灭

根据血友病的遗传规律,血友病甲(或乙)家族中遗传缺陷是可以消灭的,利用所生子女的自然选择或自然淘汰(患者或携带者的夭折)几代之后可以使 X 染色体的缺陷失传。这样,血友病的遗传便可以控制。首先要测定先天性凝血因子缺陷家族出生的年轻妇女是否为血友病携带者;若系血友病携带者,在妊娠后应进一步测定所怀胎儿的性别,如为男性则可终止妊娠,以杜绝病源。血友病患者所生女孩均为携带者,倘若母亲妊娠后通过判定胎儿性别,如为女孩则应终止妊娠,使血友病患者缺陷的遗传即可避免。血友病患者及其携带者不应婚配或不应生育。

(二十)妊娠与新生儿溶血病的关系

新生儿溶血病是指胎儿的血型与孕妇的血型不合,妊娠时胎儿由父方遗传来的显性抗原,为其母亲所缺乏,这一抗原通过胎盘或输血进入母体,激发母体产生相应的免疫抗体,当其通过胎盘进入胎儿血液循环与胎儿红细胞相凝集,可使胎儿红细胞破坏而引起胎儿或新生儿免疫性溶血性贫血,称新生儿溶血病。本病对孕妇无影响,而患儿可因严重溶血而死亡。临床表现主要为出生后迅速出现黄疸、贫血、高胆红素血症及周围血中幼红细胞增多,甚至发生胆红素脑病,或出现胎儿水肿或死胎。在我国,常见的母子血型不合为 ABO 型,Rh 型少见,但 Rh 型的危害性远比 ABO 型大。

(二十一)新生儿 ABO 溶血病的发生机制

在 ABO 血型系统中由母子血型不合而致溶血者,称为 ABO 溶血病。

1. 如果胎儿血型为 A 型、B 型或 AB 型,母亲血型为 O 型,可为 A 或 B 致敏而发生新生儿溶血病。

2. 或胎儿血型为 B 型或 AB 型,母亲血型为 A 型,可为 B 致敏而发生新生儿溶血病。

3. 或胎儿血型为 A 型或 AB 型,母亲血型为 B 型,可为 A 致敏也可发生新生儿溶血病。

以上 3 种情况,母体都可产生抗体,这种抗体经胎盘进入胎儿血循

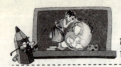

环,与胎儿红细胞发生凝集使之破坏而出现溶血。ABO 血型不合中,以
胎儿为 A 型,母亲为 O 型者多见。有统计表明,100 例 ABO 溶血病中,
母亲为 O 型者 99 例。我国各民族 ABO 血型分布中 O 型占 30%左右。
母婴 ABO 血型不合溶血病发病原理(图 11)。

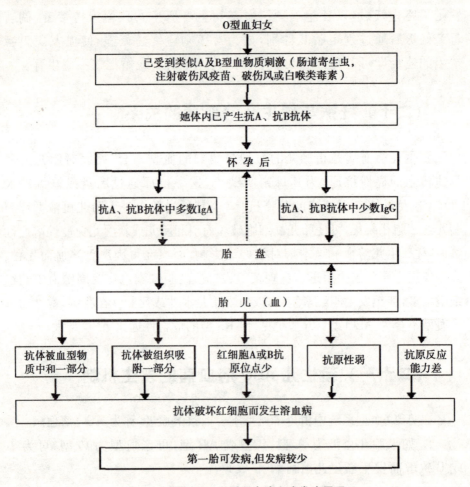

图 11　母婴 ABO 血型不合溶血病发病原理

（二十二）新生儿 ABO 溶血病少见的原因

尽管母子间 ABO 血型不合的几率很高,但新生儿 ABO 溶血病者很少见,临床表现亦较轻,其主要原因有:

1. 胎儿体内可能含有可溶性 A 或 B 物质,它能中和来自母体的 A 或 B 抗体。

2. 母体内血型抗体有两种不同的结构,一种是完全抗体,即盐水凝集抗体,是 19S-γ 球蛋白(IgM),不能通过胎盘。另一种是不完全抗体,即胶体介质抗体,是 17S-γ 球蛋白(IgG),可以通过胎盘,只有能通过胎盘的不完全抗体(即 IgG 免疫抗体)可导致新生儿溶血病。如果孕妇血液中含有的抗 A 或抗 B 不完全抗体(IgG)效价低,就不致引起胎儿或新生儿溶血病。

3. ABO 血型不合所引起的溶血病临床症状多不严重,仅有轻微黄疸,消退也较快,故易被误诊为新生儿生理性黄疸。20 世纪 70 年代检出率仅为 0.029％。近年来,由于对 ABO 血型不合的警惕性提高和诊断技术的改进,检出率为 0.63％,是 70 年代的 20 多倍。

（二十三）新生儿 Rh 溶血病发生机制

在 Rh 血型系统中,由于母亲和胎儿 Rh 血型不合而引起的胎儿或新生儿溶血者,称为新生儿 Rh 溶血病。在 Rh 血型系统中由 6 个抗原,分别以 C、D、E、c、d、e 表示,大写字母 C、D、E 代表 Rh 阳性,小写字母 c、d、e 代表 Rh 阴性。6 种抗原的抗原性强弱依次为 D＞E＞C＞c＞e＞d。因为 D 抗原的抗原性最强,所以由 D 抗体引起的 Rh 溶血病的发病率最高,临床上通常将含 D 抗原的红细胞称为 Rh 阳性,无 D 抗原者称为 Rh 阴性。

母亲与胎儿的 Rh 血型不合,胎儿红细胞具有的 Rh 血型抗原恰为其母所没有,它以胎盘出血而进入母体血循环,刺激母体产生抗 Rh 抗体。

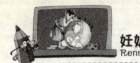

此抗体通过胎盘进入胎儿体内,与胎儿红细胞结合,引起胎儿红细胞的破坏而出现溶血。即使胎儿出生后,由于其体内仍有抗体存在,所以相继溶血,导致一系列病理变化和临床表现(图12)。

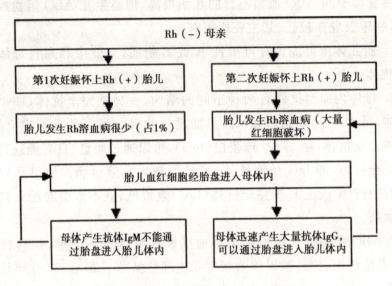

图 12　母婴 Rh 血型不合溶血病及发病原理

(二十四) 新生儿 Rh 溶血病多发生于第二胎的原因

进入母体内的胎儿血量与母体发生免疫的可能性有着密切关系。若胎儿血量不足 0.1 毫升,则母体产生免疫的可能性仅为 3％,超过 0.1 毫升为 15.6％,超过 3 毫升为 50％。由于正常妊娠经胎盘出血量多不足 0.1 毫升,如此少量的胎儿血液,使母亲不产生或产生少量抗 Rh 抗体,速度慢,且逐渐减弱,因而新生儿 Rh 溶血病极少发生于第一胎。但该母亲已致敏,一旦致敏就不能恢复到未致敏状态,直至该母亲第二次怀孕 Rh 阳性胎儿时,抗原再次进入母体则引起强烈反应,产生的抗 Rh 抗体的速度快,数量多。因此,孕母需第二胎或以上接触抗原才会使胎儿发生溶血病,且胎次越多,母体内抗体越多,胎儿发病的可能性越大,病情亦越严重。

（二十五）新生儿溶血病的临床特点

ABO 和 Rh 溶血病临床表现基本相同,前者轻,病情进展缓慢;后者重,病情进展快。

1. 轻症者出生 1～2 日后逐渐出现黄疸、贫血,并呈进行性加重,多被误诊为新生儿生理性黄疸。

2. 重症者出现进行性贫血、全身水肿、胸腹腔积液及肝脾大,常致死胎、流产或早产。有的出生时因贫血、水肿、心力衰竭而死亡。患儿嗜睡、拒食、贫血,肝脾大渐趋明显,黄疸加深呈金黄色。若不积极治疗,血清未结合胆红素上升至 342 毫摩/升以上,可引起胆红素脑病。有拥抱反射消失、哭声尖叫、强直性抽搐、惊厥及角弓反张等表现,最后死亡。如幸免于死,以后可遗留智力迟钝、运动障碍及听觉丧失等后遗症。

（二十六）新生儿溶血病的早期诊断

根据产(孕)妇既往史,有原因不明的死胎、早产,或以往的新生儿出生 24 小时内黄疸的病史,或孕(产)妇既往有输血史,结合新生儿迅速出现的进行性加重的黄疸、贫血等,母子(或夫妻)血型不合,加之特异性的血清学检查的证据;在产(孕)妇血清中发现与患儿红细胞相应的不完全致病性抗体,或者证实患儿体内有与母体相同的致病性抗体,或者证明患儿红细胞上附有抗体,只要得到其中的证据之一即可诊断。

（二十七）早期发现新生儿 ABO 溶血病

本病初步诊断可根据病史、临床特点和一般实验室检查。凡遇有下列情况者,应考虑新生儿患本病的可能:①产妇与新生儿 ABO 血型不合。②在同胞兄弟姐妹中曾有 ABO 溶血病者。③出生后 24～48 小时出现黄疸。④外周血网织红细胞增多。⑤外周血发现有球形红细胞。

⑥直接抗人球蛋白试验呈阴性或弱阳性。⑦检查新生儿有免疫性抗 A 或抗 B 抗体,即可确诊。

(二十八)妊娠期预防新生儿溶血病

1. 产前预防　分娩或流产后 72 小时的 Rh 阴性母体,给予抗 D 丙种球蛋白 300 微克,肌内注射,可成功地预防下一次妊娠发生新生儿 Rh 溶血病。

2. 中药预防　自母亲妊娠开始至分娩服用茵陈汤,每日 1 剂,对抗 A、抗 B 及抗 D 抗体的产生均有抑制作用。

3. 综合预防　在妊娠早、中、晚期(预产期前 2 周)即给予维生素 K、维生素 C、维生素 E 及氧气联合治疗 10 日,以增强胎儿的抵抗力。

(二十九)妊娠期新生儿溶血病的治疗

胎儿在宫内已发生溶血者可提前分娩,不宜提前分娩者可先宫内输血,但其操作较复杂。新生儿出生后的治疗,应依据病情轻重采用光疗、药物及交换输血等,治疗的目的主要降低黄疸,防止胆红素脑病的发生;晚期贫血者可少量多次输血。

降黄作用较好的常用中药方剂:茵陈 25 克,大黄 5 克,黄芩 15 克,甘草 2.5 克,煎后浓缩,每日 1 剂,分 3～4 次口服,连服 3～5 日。口服困难者可改用静脉注射。

(三十)妊娠期新生儿溶血病的检查

1. 定期进行抗体效价测定　在孕期 6 个月内每月检查 1 次,以后每 2 周检查 1 次,8 个月以后每周检查 1 次。结合病史,如有 Rh 血型不合,抗 D 效价≥1∶64,则胎儿的死胎率增高,应考虑及时终止妊娠(引产)。一般认为,抗 D 效价 1∶32,引产胎儿多为完好。如为 ABO 血型不合者,其免疫抗 A(B)效价≥64,并逐渐升高,则 ABO 溶血病可能发生。

2. 羊水穿刺液胆红素检查　胎儿体内胆红素可以进入羊水中,用分光光度计检查能够准确测定,在妊娠 28～39 周,羊水所测得的结果分成3 个区带,如羊水的光密度数落到第三个区带者,表明病情严重,患儿常常倾向死亡;如读数落到第二区带者,表明病情中等程度;如读数落到第一区带者,表明患儿可能无病或极轻。应用这一方法对胎儿溶血病的严重程度的预测准确性可达 95%,故可作为早期诊断指标。但腹腔穿刺对胎儿及母亲均有一定危险性,易引起胎盘出血、腹膜腔出血、感染、早产,甚至直接损害胎儿,故应慎重。多在既往已诊断过 Rh 溶血病,且胎儿受害较重,而此次妊娠母亲血清特异性抗体效价逐渐升高至 1∶8 以上,为防止不必要的早产或决定是否引产的情况下采用。

(三十一) 妊娠早期终止妊娠的指征

孕妇妊娠日期越近足月,其抗体产生越多,对胎儿影响亦越大,易造成死胎。如前次胎儿为死胎,此次妊娠已达 35～38 周,检查母血免疫球蛋白抗体滴度达 1∶32 或 1∶64 以上,或抗体滴度突然由高转低,胎心音出现杂音,羊水穿刺光密度读数已预报胆红素增高者,应早期终止妊娠。部分胎儿在妊娠 33 周前,即可发生水肿,此时引产很难存活,这部分患儿未曾获得挽救。宫内输血理想的对象是妊娠 28～38 周的胎儿,羊水检查光密度读数很高,且持续不降或有上升趋势者。但宫内输血技术困难,成功率只有 40%～50%,且可并发胎儿、胎盘损伤及出血,应慎用。

(三十二) 妊娠并发遗传性球形细胞增多症的 临床特点及治疗

遗传性球形细胞增多症是一种红细胞膜有先天性缺陷的溶血性贫血,为常染色体显性遗传性疾病。患者的父母至少有 1 人,子女中可有半数患有本病。但有 20%的患者无家族史,提示基因突变是比较高的。我国各地均有本病发生。

1. 临床特点 慢性溶血过程而有急性发作的溶血性贫血、黄疸,循环血液中球形红细胞增多,红细胞渗透脆性增高,脾大及肝轻度大。不少患者突然发热,腹部不适,恶心呕吐,肢体软弱,贫血迅速加重,脉速,血压下降,甚至休克,进入昏迷状态,即所谓"危象"出现。贫血迅速加重的同时,白细胞和血小板计数均显著减少,网织红细胞计数降低,骨髓出现造血障碍的表现。故应为"骨髓再生障碍危象",多系感染所致。更多见的是患者仅有轻微慢性贫血,妊娠后使病情恶化。

2. 治疗 脾切除是当今治疗本病的惟一方法。脾切除后溶血迅速停止,但红细胞膜缺陷继续存在。溶血严重的患者可给予叶酸口服,每次 10 毫克,每日 3 次,可使贫血减轻。

（三十三）妊娠期珠蛋白生成障碍性贫血的临床特点及治疗

珠蛋白生成障碍性贫血包括一组性质类似的遗传性疾病,有家族性。其共同特点为血红蛋白的珠蛋白生成障碍,表现出不同程度的溶血性贫血。最初发现在地中海区域,故名地中海贫血或海洋性贫血。我国有十几个省、市均有本病发生。

1. 临床特点

(1)血红蛋白 H 病(HbH):我国广东省病例较多。临床特点是轻度至中度贫血、黄疸及肝脾大。家系中可有血红蛋白 H 病患者。

实验室检查,血红蛋白降低或正常;网织红细胞增高或正常;红细胞大小不均,中心浅染。可见靶形红细胞,嗜多染,点彩,豪-焦小体。红细胞平均血红蛋白降低;红细胞渗透脆性降低。骨髓增生活跃,以红细胞系统增生为主。血红蛋白电泳出现血红蛋白 H 区带。

(2)重型 β 珠蛋白生成障碍性贫血:临床特点是出生后 6～12 个月开始出现症状,有苍白及轻度黄疸、食欲不佳、发热及腹泻。随着年龄增长,精神、体格发育不良,智力迟钝,头大、颧骨隆起,颅骨圆凸,鼻梁凹陷,眼距增宽,眼睑水肿,内眦赘皮及特殊面容。皮肤呈土黄色,肝脾大,心脏肥大,易出现早搏及心力衰竭。晚期贫血严重并有出血,多在幼年或 20 岁前死于感染及心力衰竭。

X 线检查见骨质疏松、骨皮质变薄、髓腔增厚、外板骨小梁条纹清晰,呈直立的毛发样,可有病理性骨折等。

实验室检查,血红蛋白在 60 克/升以下,呈小细胞低血色素性贫血。外周血可出现有核红细胞,红细胞形态不一,大小不均,靶形红细胞在 10% 以上,网织红细胞增多。骨髓中红细胞系统极度增生。血红蛋白电泳,血红蛋白 F>30%。患者父母均为轻型 β 珠蛋白生成障碍性贫血者。

(3)血红蛋白巴氏(Bart)胎儿水肿综合征:是 α 珠蛋白生成障碍性贫血最严重的一种。临床特点是孕妇在妊娠期娩出苍白水肿的死胎,或胎儿出生后几小时内死亡。胎儿有严重贫血、发育落后、全身水肿和腹水、轻度黄疸、肝脾大及器官畸形。孕妇可有妊娠高血压综合征和分娩巴氏(Bart)胎儿水肿综合征史者。

实验室检查,血红蛋白明显减低,红细胞形态不一,大小不均,中心浅染。有核红细胞显著增多。靶形红细胞增多,红细胞可以镰变,网织红细胞增高可达 60%。有明显的溶血性贫血表现。电泳分析所示血红蛋白巴氏成分>80%,抗碱 Hb 增加。

2. 治疗

(1)严重贫血患者可输血,并考虑脾切除。虽不能改变其基本病情,但能减轻症状,使身体发育正常。

(2)血友病孕妇(携带者)分娩时应避免不必要的会阴切开及软组织裂伤,以防出血。但新生儿出血的危险性增加。

(3)血友病乙(携带者)合并妊娠经阴道分娩后效果很好,且不需要输血治疗,即使因子Ⅷ活性较低,男性胎儿也有耐受性,经阴道分娩无出血危险。

(三十四)妊娠期血管性血友病的临床特点

血管性血友病是常见的遗传性出血性疾病,为常染色体显性遗传或隐性遗传。其临床特点是男女两性均可发病,发病年龄最小为出生时脐带出血不止,最大可在 50 岁以上,小手术,如拔牙后大出血才被发现。皮肤出现紫癜,黏膜出血最为常见,依次为皮肤瘀斑、牙龈出血、鼻出血、月经过多、外伤后出血不止,或因扁桃体切除或外科手术后出血不止。也可出现内脏出血,少数患者可有关节腔、肌肉或其他部位出血现象。可无家族史,也可无异常出血史。

实验室检查结果:①血小板计数和形态正常。②出血时间延长,与疾病严重程度常不平行。③阿司匹林耐量试验阳性。④血小板黏附试验延长或正常。⑤因子Ⅷ凝血活性(Ⅷ:C)减少或正常。⑥vW 因子抗原(vWF:Ag)减低或正常。妊娠可刺激妊娠合并血管性血友病患者因子Ⅷ活力含量增高,有助于减轻其在分娩期的出血倾向。轻症患者凝血时间和凝血活酶时间可正常。大多数患者为异基因合子(杂合子),仅有轻微出血倾向。当父母双方都有异常时,其子女为同基因合子(纯合子),有严重的出血倾向。

(三十五) 妊娠期血管性血友病的防治原则

本病的出血症状可随年龄的增长而减轻,妊娠期、口服避孕药、体力活动可使症状改善。一般来说,本病预后尚佳,但要警惕颅内出血或脏器出血危及生命。其防治原则如下:

1. 严禁应用活血化瘀药物,如丹参、红花、当归及川芎等,否则可使出血症状加重。

2. 禁用抗凝药物,如阿司匹林、潘生丁、保泰松、消炎痛、前列腺素 E_1 及右旋糖酐。这些药物会促发本病或加重出血。

3. 女性患者月经过多,可用复方炔诺酮等避孕药,以改善出血症状。

4. 局部止血法,鼻出血或创伤出血不止可用填塞、压迫或缝合法止血。

5. 中草药止血,参三七合用柿树叶,可减轻出血症状。

6. 应用纤溶抑制药,如 6-氨基己酸及止血环酸,对月经过多、鼻出血及口腔出血有治疗作用。

7. 应用肾上腺皮质激素,可改善出血症状。

8. 产妇分娩时,严防软产道损伤,以免出现致命性大出血。若做剖宫产术,术前应常规输新鲜血浆或血浆冷冻沉淀制品。每日输1次,直至伤口愈合。

9. 新生儿出血后应及时进行血液学检查,以及早确定有无遗传性疾病存在。

(三十六)妊娠期血栓性血小板减少性紫癜的临床特点

血栓性血小板减少性紫癜是以发热、血小板减少、微血管病性溶血性贫血、中枢神经系统和肾脏受累等五联症为特点的综合征。按其发病缓急分为急性及慢性两型。以急性多见,发展迅速,约75%病例在发病后3个月内死亡。慢性型少见,反复缓解和恶化为其特点,可持续数月或数年。

1. 发热　98%的患者有发热。

2. 出血　96%的患者有出血,表现为皮肤紫癜、瘀点和瘀斑;尿血、鼻出血、胃肠道出血、月经过多及视网膜出血。

3. 贫血　96%的患者出现不同程度贫血,40%的患者发生黄疸,系微血管病性溶血所致。

4. 神经系统症状　92%的患者有头痛、眩晕、躁动、精神错乱、谵妄、失语、晕厥、视力障碍、语言不清、抽搐、昏迷及半身麻木。偏瘫可于数小时恢复,神经症状的特点变化不定,常为一过性。

5. 肾损害　88%的患者出现蛋白尿、血尿、管型尿及氮质血症。

6. 肝脾大　25%的患者有肝大,20%的患者有脾大。少数有淋巴结轻度肿大和腹痛。

7. 诊断　孕妇多在妊娠中晚期合并本病。由于高血压,出现蛋白尿,故易与重症妊娠高血压综合征相混淆,有时很难确诊。

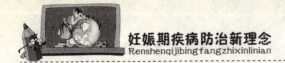
8. 治疗 应用抗凝及抗血小板聚集药物治疗。严重者可施脾切除加用肾上腺糖皮质激素治疗,或应用换血疗法。

9. 预后 本病对母子均极危险。妊娠合并本病,产妇长期存活很少,新生儿存活者仅 1/3,围生儿死亡率高于 50%。

(三十七)妊娠期镰状细胞贫血的临床特点及治疗

镰状细胞贫血(Hbs)是一种遗传性慢性溶血性贫血,在我国南方几省均有发现。本病是通过遗传而发病。在缺氧的条件下,红细胞变成镰状或不规则扭曲形。孕妇在妊娠晚期、临产、分娩或产褥早期,可发生"镰状细胞危象",即红细胞迅速破坏及栓塞现象,引起剧烈骨痛,迅速发生严重贫血及肝脾大。

1. 临床特点 症状常在出生后半年出现,主要由于慢性溶血及血流阻滞所引起。贫血阵发加剧,关节、四肢、胸、腹剧烈疼痛,肝脾大。90%以上儿童发育不良,成年人显四肢长而躯干短。有时心、脑、肺等处出现栓塞;有时发生溶血危象及明显黄疸,甚至休克。

实验室检查,红细胞镰状变试验阳性;血红蛋白溶解度试验镰状细胞血红蛋白溶解度明显降低;醋酸纤维薄膜电泳,泳动速度在血红蛋 A 与血红蛋白 A_2 之间;镰状细胞渗透脆性降低。

2. 治疗 患镰状细胞贫血的孕妇,妊娠期必须补充叶酸,特别在发生剧痛时,还应同时补充铁剂,严密监护,也可输注全血或浓缩的正常红细胞。产时、产后积极防治感染。分娩 1 次后应行绝育手术。

(三十八)妊娠期弥散性血管内凝血的原因

妊娠期多种凝血因子含量增高、血小板功能增强,孕妇处于一种高凝状态,一旦遇到以下原因,促凝物质进入循环时,就易促进弥散性血管内凝血的发生,造成严重出血,常导致孕妇死亡。

1. 胎盘早期剥离 多见于妊娠高血压、双胎、羊水过多及早破膜的孕妇,其发病率为 0.5%～37%,其中又有 25% 可合并弥散性血管内凝血。

2. 先兆子痫和子痫 严重的先兆子痫和子痫可发生凝血障碍,孕妇可出现阴道及其他内脏出血。

3. 死胎不下 死胎不下时,由于分解、变质的胎盘释放出凝血活酶物质进入母体,其中 25%～30% 的产妇可发生弥散性血管内凝血。

4. 羊水栓塞 常见于高龄、多胎、难产或羊水过多的孕妇。本症极为严重,死亡率可达 80%。

5. 流产或产褥期感染 流产或分娩,有破碎的胎盘滞留时,羊水可进入母体;产后细菌感染时,均易发生弥散性血管内凝血。

6. 其他原因 中期引产、宫外孕破裂、子宫破裂、剖宫产、扩宫及人工流产等。

(三十九)妊娠期弥散性血管内凝血的临床特点

1. 微循环障碍 血压下降、休克、少尿、昏迷、呼吸及循环衰竭。

2. 出血 是弥散性血管内凝血最常见的早期表现,多突然发生出血,往往是广泛性自发性出血。全身皮肤和黏膜出现大小不等的紫癜、瘀斑或出血。穿刺部位、手术伤口、阴道不断渗血或出血,内脏出血。

3. 血栓形成 最常见于肺、脑、肝、肾和消化系统等部位血栓形成,突然胸痛、气短、发绀、呼吸困难、蛋白尿、尿少甚至无尿、黄疸、肝衰竭、神志不清、惊厥及昏迷等。

4. 溶血 发热、黄疸、血红蛋白尿及腰痛等。

(四十)妊娠期弥散性血管内凝血的早期诊断

1. 临床特点 ①反复、严重或多部位出血,穿刺部位及手术伤口不断渗血,或阴道大出血。②血液凝固异常。③原因不明或难以纠正的顽固性休克。④肢体发绀或有血管栓塞现象。

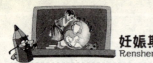
2. 实验室检查 血小板计数减少,在 $100×10^9/$升(10万/立方毫米)。红细胞形态异常,外周血涂片观察红细胞形态中有碎片超过 2%。凝血时间测定(试管法),正常为 5~10 分钟,高凝状态时<3 分钟,低凝状态时>13 分钟。

(四十一)妊娠期弥散性血管内凝血的抢救

1. 去除病因 终止妊娠,清除宫内一切内容物,是产科惟一有效的治疗措施。一旦胎儿、胎盘排除后,不用抗凝药物,出血即可停止,短时间内可自行痊愈。

2. 支持疗法 补充血容量,纠正酸中毒及水、电解质失衡,补充营养,保温,休息等。

3. 输新鲜全血及血浆 最好与肝素同时应用。

4. 抗凝治疗 因种种原因无法终止妊娠或终止妊娠后弥散性血管内凝血仍继续存在时,须用肝素抗凝治疗。

5. 抗感染 给予两种抗生素治疗。

6. 局部止血 特别是局部压迫止血,任何抗凝治疗均不能代替局部处理。因抗凝治疗奏效需要一定的时间。

(四十二)妊娠期急性失血性贫血的原因

孕妇在妊娠期由于产科疾病或某些疾病过程中引起血管破裂或凝血障碍,使大量血液于短时间内迅速流到血管外所引起的贫血,称为急性失血性贫血。其原因:①妊娠期外伤或剖宫产手术后大出血。②妊娠合并支气管扩张所致的大咯血。③妊娠合并消化性溃疡大出血。④妊娠合并肝硬化所致食管静脉破裂大出血。⑤不完全流产、早产、子宫外妊娠破裂、葡萄胎及死胎不下所致大出血。⑥胎盘早期剥离及前置胎盘造成的严重出血。⑦妊娠合并血小板减少性紫癜和再生障碍性贫血引起的鼻出血及脏器的大出血。⑧产后子宫收缩乏力、软产道损伤、胎盘胎膜残留或稽留、凝血障碍引起的急性失血。⑨流产或产后感染、死胎不下、羊水栓塞、重度妊娠高血压综合征并发弥散性血管内凝血,造成急性大量失血。

(四十三) 妊娠期急性失血性贫血的临床特点

无论什么原因所致的急性失血,其临床特点基本相同(图13)。

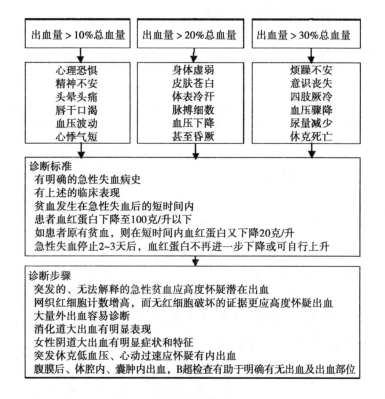

图13 急性失血性贫血临床特点

1. 失血早期患者常感不安、口渴,以后逐渐出现衰弱、无力,甚至意识丧失、体温下降。

2. 皮肤苍白、出汗、四肢厥冷、发绀、血压下降、脉快而弱。

3. 静脉下陷,不易穿刺。

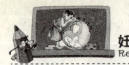

4. 自觉心悸、气短、疲乏无力、嗜睡或烦躁不安、尿少或无尿、畸形肾功能衰竭、电解质和酸碱平衡紊乱。

5. 失血愈多，症状愈重，失血速度愈快，症状亦愈重。由于胎盘缺血、缺氧，往往发生早产、宫内胎儿死亡及死产。

6. 如在几小时以上缓慢失血，很少出现症状，24 小时内失去 50％的血量尚不会发生严重症状，但在短时间内失去 30％的血量，即可死亡。出血量超过 2 000～2 500 毫升，肾小管坏死和心肌梗死的发生几乎不可避免，除非立即抢救，否则死亡率极高。

（四十四）妊娠期急性失血性贫血的治疗

急性失血引起的血容量减少危险性极大。其治疗原则是立即设法止血，维持血容量，防止休克。待出血停止后，进一步治疗原发病。

1. 补充血容量，静脉滴注生理盐水、血浆及代用品、林格液等。

2. 输血，如果出血是由于血小板减少或功能缺陷及凝血因子缺乏所致者，宜输新鲜全血。

3. 给予补血药物及特殊饮食。对于贫血本身，一般不需要特殊治疗。给予高蛋白、含维生素及铁质的膳食即可。如果体内铁的贮存充分，则骨髓就能再生造血。叶酸、维生素 B_{12} 及其他补血药对这类贫血无效。

4. 积极治疗原发疾病，需要与外科、产科及内科配合进行。

5. 为治疗感染，可给予抗生素。

6. 适时终止妊娠。

（四十五）妊娠期慢性贫血的原因及治疗原则

1. 妊娠期慢性贫血的原因

（1）急性感染：妊娠合并多种病毒感染，如肺炎病毒、巨细胞病毒、流感病毒、柯萨奇病毒等感染。此外，合并疟疾和弓形虫病等，均可引起溶血性贫血。

(2)慢性感染:妊娠合并结核病、慢性支气管扩张、慢性盆腔炎及溃疡性结肠炎等,可致轻度和中度贫血。

(3)慢性肾病:妊娠合并慢性肾炎、肾盂肾炎、肾囊肿及肾结核等,可致骨髓造血障碍、出血、溶血及红细胞无效生成、血液稀释等。早期贫血较轻,随肾病发展,可引起严重贫血。

(4)慢性肝病:妊娠合并慢性肝炎及肝硬化时,贫血的发生率较高,占75%左右。各种肝病可使红细胞生存时间缩短。

(5)内分泌疾病:妊娠合并肾上腺皮质功能减退及甲状腺功能失调等,其贫血发生的机制是多方面的。

(6)恶性肿瘤:妊娠合并胃癌、乳腺癌、肺癌及肾癌等,可引起出血及营养障碍所致的贫血。

(7)结缔组织病:妊娠合并系统性红斑狼疮、类风湿关节炎、皮肌炎、结节性多动脉炎及肉芽肿等,由于溶血、骨髓造血受到抑制及铁代谢障碍等,可致轻度或中度贫血。

2. 妊娠期慢性贫血的治疗原则 应首先治疗原发疾病,消除病因,然后再针对不同类型的贫血进行适当的治疗。

(四十六) 妊娠并发霍奇金病的临床特点及治疗原则

50%的霍奇金病发生在女性15～45岁,因此患者妊娠并非少见。霍奇金病患者大多在妊娠前即已确诊,少数患者是在妊娠期及产褥期才被发现的。

1. 临床特点

(1)以浅表淋巴结(颈部、腋下和腹股沟处淋巴结)无痛性进行性肿大为首发表现。

(2)全身症状有发热、盗汗、体重减轻、皮肤瘙痒、全身不适、乏力及贫血。

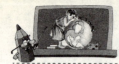

（3）腹部症状有腹痛、腹胀、腹泻及腹部出现包块。

（4）咽痛、扁桃体肥大、胸痛、咳嗽、胸水及呼吸困难等。

（5）脾大，质地较硬，表面不光滑，可有结节。

2. 治疗　霍奇金病的化疗和放疗，可引起胎儿死于宫内、早产和胎儿畸形，特别是放疗有导致后代发生肿瘤的可能，对早期妊娠危险性最大，因此应避免妊娠早期进行治疗。因为大多数霍奇金病患者多在本病处于静止期受孕，又多在分娩后病情迅速恶化，一般情况下，可待产后再进行化疗。终止妊娠反而可使疾病恶化，故一般不主张治疗性流产。

（四十七）妊娠并发白血病的临床特点

白血病按发病缓急和白细胞成熟程度，分为急性白血病和慢性白血病。按不同细胞系列异常增生，分为粒细胞性白血病、淋巴细胞性白血病和单核细胞性白血病。在妊娠并发的白血病中，急性白血病比慢性白血病多见，急性白血病中又以粒细胞型多见。慢性白血病主要为慢性粒细胞性白血病。大多数慢性白血病在妊娠前已确诊，而急性白血病往往在妊娠中才被发现。

1. 急性白血病的临床特点　①贫血。面色苍白、头晕、心悸、气短及乏力等。②发热。常伴有口腔、呼吸道及肛门等处感染，是引起发热的主要原因。③出血。皮肤和黏膜出现不同程度的出血点及内脏出血。④其他表现。淋巴结及肝脾肿大、骨骼疼痛及压痛、关节肿痛。⑤血常规。白细胞总数增高或减少，以原始和早幼阶段居多，红细胞和血小板减少。⑥骨髓。增生极度活跃。

2. 慢性白血病的临床特点　①发病缓慢，早期症状可不明显。②有乏力、心悸、脾大质硬、低热、消瘦。③消化不良、腹胀、恶心、呕吐及出汗。④肝和淋巴结肿大不明显。⑤白细胞总数显著增多，以中幼、晚幼和杆状阶段为主。⑥骨髓象示增生极度活跃。

（四十八）妊娠与白血病的相互影响

妊娠对白血病自然过程无影响,但在治疗上,因为要考虑母子双方安全,有时需要减少或停用必要的抗白血病治疗措施,因而延误白血病的治疗。所以,对白血病也有不利的影响。白血病对妊娠有极大的影响:①增加母亲感染和产后出血的机会。②可引起胎儿死于宫内、早产、流产或胎儿发育迟缓。③有可能将白血病传递给胎儿,即先天性白血病。

（四十九）妊娠并发白血病的治疗

1. 支持治疗可以减少白血病在妊娠期的死亡率。其治疗包括:①加强营养,给予高蛋白、高热能及含多种维生素的食物。②积极防治感染,尤其注意口腔及阴道感染,可给予抗生素治疗。③有计划地间断输血,以维持母亲血红蛋白的较高水平。

2. 急性白血病孕妇的化疗与一般急性白血病治疗相同。但妊娠早期应避免强烈化疗。慢性粒细胞白血病患者在妊娠期,仍可口服马利兰治疗,该药是致畸胎作用最小者,但用量应加以注意。

3. 终止妊娠须根据妊娠期、病情危重程度全面权衡利弊关系而定。

4. 急性白血病患者在妊娠分娩后病情可能迅速恶化,故产后应给予激素治疗。

5. 慢性粒细胞白血病患者一般能顺利度过妊娠期及分娩期,除非已在疾病晚期或出现巨脾。因此,可允许妊娠。

八、妊娠期糖尿病

妊娠期糖尿病是指怀孕前未患糖尿病，而在怀孕时才出现高血糖的现象，其发生率为 $1‰～3‰$。有各种程度的糖耐量减低或明显的糖尿病，不论是否需要胰岛素或仅使用饮食治疗，也不论分娩后这一情况是否持续，均可认为是妊娠期糖尿病。

（一）妊娠并发糖尿病的临床特点

1. 呕吐 妊娠并发糖尿病早期极易发生妊娠剧吐（恶心、呕吐加重，严重者可有脱水及电解质紊乱）。

2. 疲乏无力 这是最常见的症状，因为吃进的葡萄糖不能充分利用而且分解代谢又增快。

3. 多尿 进食后血糖浓度增高，要从尿中排出多余的葡萄糖，带出大量液体，而且高血糖又有利尿作用，因此尿量增多。

4. 多饮（口渴） 由于多尿，患者体内丢失大量水分，引起口干舌燥而饮水特别多。

5. 多吃 由尿中失去了大量葡萄糖，体内的葡萄糖又利用障碍，引起饥饿反应，因而吃得多。

6. 体重减轻 由于胰岛素缺乏，体内葡萄糖利用减少，而由脂肪供应热能，蛋白质转化为葡萄糖的速度加快，于是体内糖类、蛋白质及脂肪均大量消耗，致使体质差、体重轻。

7. 血糖高 空腹血糖＞6.66毫摩/升（120毫克/分升），糖耐量试验异常。

妊娠早期并发糖尿病易发生真菌感染；妊娠中期糖尿病症状可减

轻;妊娠晚期分娩、引产、剖宫产易致细菌感染,而使糖尿病症状进一步加重。

(二)妊娠并发糖尿病可无自觉症状

1. 有些患者肾排糖阈值增高,即使血糖超过 11.1 毫摩/升(200 毫克/分升),尿中也无葡萄糖排出,所以患者不会出现多尿、多饮、多食,体重可能不会减轻,即缺少所谓"三多一少"症状。但这部分患者已有微血管病变,生化代谢已失常。

2. 有的患者对糖尿病症状缺乏认识,甚至亦有临床医生对糖尿病的警惕性不高,误以为多食表现是妊娠后身体的正常需要,是食欲好的标志。

3. 少数妊娠并发糖尿病患者的症状被糖尿病并发症的症状所掩盖(如高血压、动脉硬化和各种感染等)。这部分患者空腹血糖>6.66 毫摩/升,糖耐量试验异常。

(三)妊娠期出现糖尿的原因

有 15%～20% 的正常孕妇,在妊娠中晚期有糖尿出现,初产妇更为多见。正常无妊娠妇女摄入的糖类转变为葡萄糖,在胰岛素的作用下,进入肝脏变成肝糖原储存起来;进入肌肉变成肌糖原储存起来;进入各种组织变成脂肪储存起来;进入细胞组成细胞成分,又被各组织细胞利用产生热能。进入血液循环内的葡萄糖,一般不会超过 6.66 毫摩/升(120 毫克/分升),即不会超过血糖的肾阈值(肾小管的重吸收作用),因此无糖尿。妊娠期出现糖尿是由于:①胎盘激素(胎盘催乳素、雌激素、孕激素、肾上腺糖皮质激素和生长激素)引起胰岛素分泌相对不足。②妊娠后期可致糖耐量减低。③胎盘激素有致糖尿作用,使血糖的肾阈值降低。④妊娠期血容量增加,血液被稀释,胰岛素相对不足,体内糖类不能被充分利用。但分娩后糖尿消失,糖耐量恢复正常。

（四）妊娠期糖尿病

三种情况均称为妊娠期糖尿病（图14）。①妊娠前已确诊为糖尿病。②妊娠前为无症状糖尿病、糖尿病。妊娠后发展为临床（有症状）糖尿

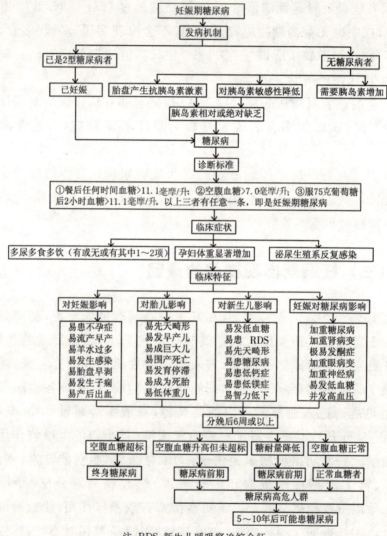

注：RDS：新生儿呼吸窘迫综合征

图14　妊娠期糖尿病

138

病。③妊娠前无糖尿病,妊娠后患有糖尿病,而产后可恢复者。

大部分妊娠期糖尿病患者在分娩后糖耐量可恢复正常。但分娩后一部分患者有持续高血糖、糖尿及糖耐量减低者,可发展为临床糖尿病。

(五)妊娠期糖尿病的早期诊断

妊娠期糖尿病出现典型的"三多一少"症状时一般诊断不难,但要在出现这些症状之前作出正确诊断,才能减少母子的发病率和死亡率。妊娠期糖尿病的早期诊断:①有糖尿病家族史。家庭成员中糖尿病的人数越多,妊娠期糖尿病的可能性就越大。②有不正常的分娩史。过去妊娠曾有畸形胎儿、巨大胎儿、羊水过多、死胎或死产或新生儿死亡的分娩史。③反复出现真菌性阴道炎及外阴顽固性瘙痒。外阴及阴道有灼痛、尿频、尿痛及性交痛。④本次妊娠又是畸形、巨大胎儿、羊水过多、死胎、死产或新生儿死亡。⑤多次检查尿糖为阳性反应。⑥过度肥胖,超过标准体重20%。

对以上病例进一步做空腹血糖及糖耐量测定,即可确诊。

(六)妊娠期糖尿病国际分级

目前,国际上按怀特(White)建议进行分级。他认为,影响母子平安的因素有糖尿病的发病过程、发病年龄及有无血管并发症见表8。

表8　妊娠期糖尿病分级标准

分级	临床表现	诊断标准
A	无	空腹血糖正常,糖耐量试验异常,仅用化学测定作出诊断,故称化学性糖尿病
B	有	妊娠前即有糖尿病,20岁后发病,但病程在10年以内,无血管病变
C	有	妊娠前即有糖尿病,20岁后发病,但病程为10~20年,无血管病变
D	有	妊娠前即有糖尿病,儿童期发病,病程在20年以上,伴有视网膜病变
E	有	伴有盆腔血管硬化症
F	有	伴有糖尿病性肾病(蛋白尿、肾功能降低)
R	有	伴有增殖性视网膜病变
RF	有	肾病并发视网膜病变
H	有	伴有动脉硬化性心脏病

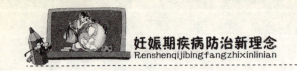
（七）糖尿病对妊娠的不良影响

1. 糖尿病妇女生育能力降低,糖尿病能引起妇女不孕、闭经及月经不调。

2. 糖尿病孕妇妊娠高血压综合征和妊娠剧吐发生率增高,使糖尿病更复杂且严重。

3. 糖尿病孕妇的流产、习惯性流产、早产和死胎发生率高于非糖尿病孕妇。

4. 糖尿病孕妇羊水过多的发生率增高,可伴有胎儿畸形。羊水骤增可致心、肺衰竭。

5. 糖尿病孕妇的宫内、尿道、皮肤、肺部及产褥期细菌、真菌和结核菌感染发生率增高,且感染后病情严重。

6. 糖尿病产妇围生期死亡率增高。

7. 糖尿病可引起胎盘早期剥离,脑血管意外的发生率增高。

8. 糖尿病产妇的胎儿比一般大而重,容易引起胎头与骨盆不称。因此,手术产(引产、剖宫产、产钳助产及碎胎术等)率增加。

9. 糖尿病产妇分娩时子宫收缩力弱,使产程延长,又易发生产后大出血,危及产妇生命。

（八）妊娠期糖尿病对胎儿的不良影响

妊娠期糖尿病对胎儿的不良影响主要为:①糖尿病孕妇早产发生率增加。②糖尿病产妇娩出巨大儿的发生率高。③糖尿病孕妇围生期胎儿死亡率为非糖尿病产妇的 4～5 倍。④糖尿病孕妇胎儿畸形发生率达 14％～25％,比非糖尿病孕妇高 2～3 倍,多为中枢神经系统和心血管畸形,且多合并羊水过多。⑤重症糖尿病合并微血管病变的孕妇,易引起胎儿宫内发育停滞和低体重儿增多。⑥糖尿病孕妇的胎儿易发生低糖血症。⑦糖尿病孕妇易发生死胎,多发生在妊娠 36 周后。

（九）妊娠期糖尿病对新生儿的不良影响

1. 糖尿病产妇的新生儿出现呼吸窘迫综合征是非糖尿病产妇的 5～10 倍,且病死率极高。

2. 糖尿病产妇的新生儿先天性畸形高达 5％～15％,主要为心血管病、先天性心脏病及神经管畸形（无脑儿、无头颅、唇裂、腭裂、脊柱裂等）。

3. 糖尿病产妇的新生儿约 1/3 发生低糖血症,且多发生在出生后 1～2 小时。

4. 糖尿病产妇的新生儿约 1/4 出现低血钙抽搐。

5. 糖尿病产妇的新生儿先天性糖尿病发生率为 1％～9％。

6. 糖尿病产妇可生下先天性糖和脂肪代谢异常儿,新生儿肾静脉栓塞、新生儿红细胞增多症及新生儿高胆红素血症的发病率增高。

7. 糖尿病产妇的新生儿,其智力低下和精神异常的发生率为 20％～30％。

（十）妊娠对糖尿病的影响

1. 妊娠后会加重糖尿病,尤以妊娠中晚期为重。

2. 妊娠后糖尿病的微血管病变及肾病变加重。

3. 妊娠后极易发生糖尿病酮症酸中毒及低血糖昏迷。

4. 妊娠后可使无症状隐性糖尿病发展成为临床糖尿病。

5. 妊娠后糖尿病增殖性视网膜病变增加,可高达 25％。

6. 妊娠后可加重糖尿病性神经系统损害。

（十一）实验室检查确诊糖尿病的意义

1. 尿糖≥＋＋。

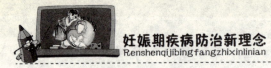

2. 空腹血糖≥6.66毫摩/升(120毫克/分升)。

3. 口服葡萄糖耐量试验简称 OGTT,即口服葡萄糖 75 克,观察血糖的变化:

(1)空腹血糖值为 4.44~6.66 毫摩/升(80 毫克~120 毫克/分升)。

(2)服后 1 小时血糖值为 9.16 毫摩/升(165 毫克/分升)。

(3)服后 2 小时血糖值为 8.05 毫摩/升(145 毫克/分升)。

(4)服后 3 小时血糖值为 6.94 毫摩/升(125 毫克/分升)。

以上 4 项中有 3 项异常,即可诊断为糖尿病。

(十二) 妊娠期糖尿病低血糖昏迷与酮症酸中毒昏迷的鉴别

患糖尿病的孕妇突然发生昏迷时,首先应鉴别是低血糖昏迷或高血糖酮症酸中毒昏迷见表 9。

表 9　糖尿病并发昏迷的鉴别

项目	酮症酸中毒昏迷	低血糖昏迷
原因和诱因	急性感染、手术、分娩、吐泻、精神刺激、胰岛素治疗中断	注射胰岛素或服降糖药过量,尤其进食少及过劳时
发病	慢(2~3 日)	急(数分到数小时)
症状	疲乏无力,极度口渴,多饮,多尿,恶心,呕吐,腹痛,气急,嗜睡,神志障碍等	心悸,手抖,出汗,软弱,饥饿感,气促,烦躁不安,焦虑,头晕,昏迷等
脱水征	明显	不明显,皮肤苍白、湿冷
呼吸	深快,有烂苹果味	正常
血压	低	正常
腱反射	迟钝	亢进
尿糖	++++	—
尿酮	+++	—
血糖	明显增高	明显降低
二氧化碳结合力	低	正常
注射葡萄糖	无反应	立即好转

（十三）妊娠期糖尿病不良后果的预防

1. 应严密监测糖尿病孕妇的血压、肝肾心功能、视网膜病变及胎儿健康情况，最好在怀孕前即已开始。

2. 怀孕前有效控制糖尿病，因为胎儿最严重的畸形是发生在最初 6～7 周内。

3. 避免酮症的发生，主食每日应吃 300～400 克，分 5～6 次吃，少量多餐并多次胰岛素注射。

4. 妊娠期糖尿病应勤查血糖，及时增减胰岛素用量。

5. 妊娠后合并糖尿病的孕妇，及早进行治疗。

6. 密切监测胎儿大小及有无畸形，定期查胎心及胎动。胎儿有危险信号出现，应立即住院，由医生决定引产或剖宫产。

（十四）妊娠期糖尿病患者的饮食调配

妊娠期糖尿病的孕妇需要控制饮食，因为空腹时的孕妇极易出现饥饿感，故应将全日食物分为 4～6 次吃，临睡前必须进餐 1 次。每日热能应保持在 146～168 千焦（35～40 千卡）/千克体重，其中糖类不少于 250 克，蛋白质 80～100 克，脂肪约 200 克。每增加 1 个妊娠月，热能应该增加 15%～40%。

（十五）妊娠期糖尿病的胰岛素治疗

应用胰岛素治疗，只适用于 B 级以上的妊娠期糖尿病的孕妇，每日剂量为 20～40 单位，首次剂量为 10 单位，采用 3～4 次注射法。饮食亦应本着少吃多餐的原则。治疗时应在产科医生的监护下按时监测血糖和尿糖。凡尿糖增加 1 个＋，则胰岛素用量应增加 4 单位，尿糖减少 1 个＋，胰岛素用量应减少 2～4 单位，以维持尿糖±为宜。随妊娠月份的增

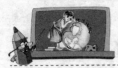

加,胰岛素用量也随之增加(图15)。

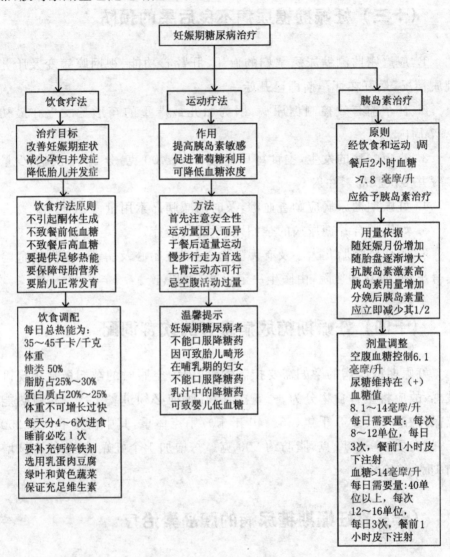

妊娠期糖尿病治疗

饮食疗法

治疗目标
改善妊娠期症状
减少孕妇并发症
降低胎儿并发症

饮食疗法原则
不引起酮体生成
不致餐前低血糖
不致餐后高血糖
要提供足够热能
要保障母胎营养
要胎儿正常发育

饮食调配
每日总热能为:
35~45千卡/千克
体重
糖类50%
脂肪占25%~30%
蛋白质占20%~25%
体重不可增长过快
每天分4~6次进食
睡前必吃1次
要补充钙锌铁剂
选用乳蛋肉豆腐
绿叶和黄色蔬菜
保证充足维生素

运动疗法

作用
提高胰岛素敏感
促进葡萄糖利用
可降低血糖浓度

方法
首先注意安全性
运动量因人而异
于餐后适量运动
慢步行走为首选
上臂运动亦可行
忌空腹活动过量

温馨提示
妊娠糖尿病者
不能口服降糖药
因可致胎儿畸形
在哺乳期的妇女
不能口服降糖药
乳汁中的降糖药
可致婴儿低血糖

胰岛素治疗

原则
经饮食和运动 1周
餐后2小时血糖
>7.8 毫摩/升
应给予胰岛素治疗

用量依据
随妊娠月份增加
随胎盘逐渐增大
抗胰岛素激素高
胰岛素用量增加
分娩后胰岛素量
应立即减少其1/2

剂量调整
空腹血糖控制6.1
毫摩/升
尿糖维持在(+)
血糖值
8.1~14毫摩/升
每日需要量:每次
8~12单位,每日
3次,餐前1小时皮
下注射
血糖>14毫摩/升
每日需要量:40单
位以上,每次
12~16单位,
每日3次,餐前1
小时皮下注射

图15 妊娠期糖尿病治疗

（十六）妊娠并发糖尿病终止妊娠的指征

1. 孕妇糖尿病经及时治疗不能有效地控制其进展。

2. 孕妇伴有重症妊娠高血压综合征、羊水过多、眼底动脉硬化，以及严重的肝、肾功能损害。

3. 并发子痫及高血糖酮症酸中毒。

4. 并发低血糖昏迷时间较长，危及母子安全。

5. 胎儿宫内发育停滞及胎儿畸形。

6. 母体患有营养不良、动脉硬化性心脏病及恶性进展性增殖性视网膜病变。

7. 孕妇并发严重的呼吸道、皮肤、泌尿系统感染及患有结核病。

（十七）糖尿病产妇的新生儿护理

1. 糖尿病产妇分娩的新生儿，无论体重多少，其生活能力很脆弱，易发生新生儿呼吸窘迫综合征，故应按早产儿进行护理。

2. 新生儿娩出后，应立即清除呼吸道黏液，吸出胃液，并注意保温和给氧。

3. 新生儿娩出后 1 小时喂糖水，胎儿在宫内受到其母高血糖的影响，胰岛素分泌旺盛，出生后糖的来源骤然中止，会使其血糖迅速下降而发生低血糖反应，如面色发绀、气急、心率过速及肌肉颤动等，故出生 1 小时内喂 25％～50％葡萄糖液 5～10 毫升，每 4 小时 1 次，并逐渐增至 20～30 毫升。

4. 出生后 24 小时改喂母乳，每 3～4 小时 1 次。

5. 每日静脉滴注 10％葡萄糖液 50～100 毫升，以迅速提高血糖，数日后稳定时可停用。

6. 新生儿出现过度嗜睡时，应间断给予刺激。

7. 注意低血钙，如血糖正常后发生抽搐，应及时检测血钙，给予治疗。

（十八）孕妇要做糖耐量试验

凡在妊娠早期及 26～29 周时出现下列情况的孕妇,需做口服葡萄糖耐量试验。妊娠期糖尿病酮症酸中毒诊断及鉴别诊断(图 16)。①曾有

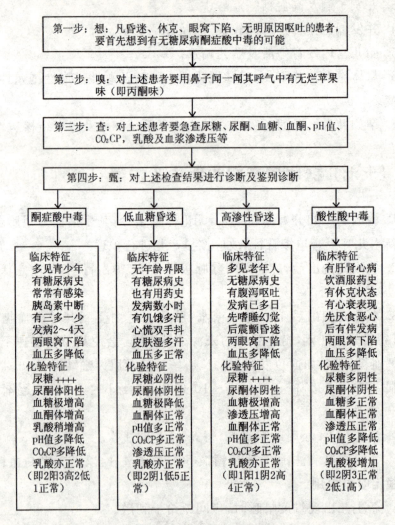

图 16　妊娠期糖尿病酮症酸中毒诊断及鉴别诊断

在围生期胎儿死亡史。②婚后多年不育史。③有妊娠合并糖尿病史。④妊娠妇女有糖尿病家族史。⑤妊娠妇女曾有多次流产史。⑥妊娠妇女身体肥胖。⑦妊娠后有并发症。⑧曾有分娩巨大儿（体重超过 4 000克）史。

（十九）妊娠期糖尿病勤查酮体的意义

妊娠合并糖尿病出现酮症会对胎儿神经系统产生严重损害，使出生后的新生儿智力低下。为此，在下列情况下应检查尿酮体：①凡饭后血糖超过 8.32 毫摩/升（150 毫克/分升）。②合并其他疾病，尤其伴有发热时。③无论任何原因引起的呕吐时。④无论任何精神刺激时。

（二十）糖尿病孕妇酮症酸中毒的防治

妊娠合并糖尿病应积极控制糖尿病。孕妇要积极配合治疗，并防止各种感染、厌食、呕吐或其他加重病情的诱因和并发症。在应用胰岛素的过程中要注意不要突然停药，否则可引起代谢紊乱（图 17）。

1. 胰岛素治疗　首次剂量为 10～20 单位，以后将 6～8 单位溶于生理盐水中静脉注射。大约 10 小时即能使血糖降至 13.9 毫摩/升，则改为胰岛素 1～2 单位加入 5％葡萄糖液中静脉滴注，维持 24 小时。

2. 补充液体　因脱水，血液呈高渗状态，血容量不足，可用生理盐水或复方氯化钠液静脉滴注。

3. 纠正电解质紊乱，调整酸碱平衡　补液后易发生低钾血症，应根据血钾、尿量改变及心电图检查，适当补充钾盐。

4. 纠正酸中毒　轻症酸中毒通过补液等措施，可迅速纠正。血 pH 值在 7.1 以下时，可用 5％碳酸氢钠液 100～200 毫升。

5. 防治感染　高血糖酮症酸中毒易发生感染，应及早发现，积极治疗。

6. 终止妊娠　酮症酸中毒被矫治后 24 小时终止妊娠。

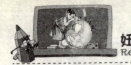

7. 积极防治并发症　如肾病、视网膜病变、动脉硬化性心脏病、肝病、高血压及消化系统并发症等。

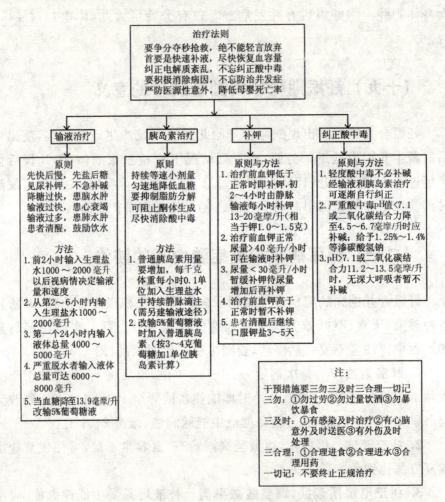

图 17　妊娠期糖尿病酮症酸中毒治疗步骤

（二十一）糖尿病孕妇及其家属应学会的诊治方法

1. 要了解糖尿病基本知识　应用胰岛素和口服降糖药物治疗孕妇糖尿病,极易发生低血糖反应,来势很快,需要立即抢救,轻者可口服糖水,10分钟后症状消失,较重者再吃些水果、饼干或馒头等。神志不清者要从口颊和牙齿之间放入糖粉使其溶化咽下;昏迷患者应避免喂食,以防食物被吸入肺内,而引起肺炎或肺不张。如服糖10分钟后仍未清醒,应立即送医院抢救。

2. 要学会自行检测 患者出现头晕、恶心及心悸时,要区别是低血糖还是高血糖,是吃糖还是不吃糖,此时用尿糖试纸检查尿液,便可对症治疗。亦可用酮体粉检查尿酮体。

3. 学会自己调整胰岛素剂量 在应激时应及时增加胰岛素剂量,在病情好转时又要及时减少胰岛素剂量。

4. 注意清洁卫生 要养成饭前便后洗手的习惯,不到人多拥挤的公共厕所,预防各种感染。

5. 生活有规律 每日工作、吃饭、休息、睡眠、体育活动等。

（二十二）妊娠期糖尿病的类型

1. 显性糖尿病 孕妇有糖尿病的临床表现(三多一少),空腹血糖升高,尿糖阳性,糖耐量减低。其中部分孕妇在妊娠前已患有糖尿病,经治疗后受孕。部分孕妇则在妊娠后才发现患有糖尿病,分娩后糖尿病继续存在。

2. 潜在或隐性糖尿病 此类孕妇妊娠前后均无糖尿病的临床表现,但糖耐量异常,经过一定时间后,可能发展成显性(临床)糖尿病。

3. 妊娠期糖尿病 妊娠前无糖尿病的临床表现,糖代谢功能正常。妊娠后出现糖尿病的症状和体征,部分孕妇出现糖尿病合并症(妊娠高血压综合征、巨大胎儿、死胎及死产等),但在分娩后糖尿病的临床表现逐渐消失,在以后的妊娠中又出现,分娩后又恢复。这部分患者在数年后可发展为显性(临床)糖尿病。

4. 糖尿病前期 这类孕妇有糖尿病的家族史,但孕妇无明显糖代谢紊乱,可在妊娠后出现类似糖尿病孕妇的合并症(巨大胎儿、畸形儿及羊水过多等)。若干年后多数将出现显性(临床)糖尿病。

（二十三）妊娠期糖尿病并发真菌性阴道炎的临床特点

正常妇女阴道中也有少量真菌,但并不出现症状。妊娠期尿糖含量增高,并发糖尿病时尿糖更高,可使真菌迅速繁殖。其临床特点:①妊娠期并发糖尿病。②白带增多,外阴和阴道瘙痒。③外阴及阴道灼痛,排尿时疼痛加重,伴有尿急、尿频及性交痛。④白带黏稠,呈白色豆渣样或凝乳样。有时白带稀薄,含有白色片状物。⑤阴道黏膜有白膜覆盖,擦后可见阴道黏膜红肿或有出血点。⑥阴道分泌物涂片或培养可发现真菌。

（二十四）妊娠期糖尿病并发真菌性阴道炎的防治

妊娠期糖尿病并发真菌性阴道炎的防治可以做到以下几点:①加强个人卫生,防止身体其他部位真菌感染经手指传入阴道。②彻底治疗身体其他部位的真菌感染。③肛门周围皮肤瘙痒者,可口服制霉菌素,局部涂克霉唑或达克宁软膏。④积极治疗糖尿病。⑤真菌性阴道炎可用阴道栓剂或霜膏局部治疗,尤其妊娠期以局部治疗为主。常用栓剂有制霉菌素栓、美康唑、克霉唑栓,或米克定泡腾片等,睡前用 $2\% \sim 3\%$ 的苏打溶液清洗外阴及阴道后,自行将 1 枚栓剂置入阴道深部,7 日为 1 个疗程。⑥妊娠期真菌性阴道炎不宜口服酮康唑和氟康唑,以免引起胎儿畸形,但应彻底治疗,防止分娩时感染新生儿。⑦置入阴道栓剂时,手法应当轻柔,以免引起流产、早产。⑧真菌性阴道炎系通过性生活而感染,故治疗期间应避免性生活,且夫妻应同时进行治疗。

九、妊娠期神经系统疾病

妊娠合并神经系统疾病，一部分是由于妊娠的合并症引起，另一部分为妊娠前已患有疾病，症状较重，对母子双方影响很大。因此，积极治疗妊娠期合并症是预防妊娠期神经系统疾病的关键，是继续妊娠的保证。

（一）妊娠期脑静脉栓塞的临床特点及治疗原则

妊娠期脑静脉栓塞都发生于病理妊娠基础上，如妊娠高血压综合征、产前出血、前置胎盘、胎盘早期剥离、羊水栓塞、产科感染、妊娠期糖尿病合并血管病变及产科手术，或并存有心脏瓣膜病变及全身栓塞性疾病等。

1. 临床特点　按照受累血管、栓子的数目和大小不同，临床表现不同程度的神经系统症状，其特点是：①发病突然，阵发性或进行性头痛。②不少患者突然昏迷，但程度较轻且较易恢复。③可出现偏瘫、单瘫、失语、偏盲及弱视等。④局灶性或全身性癫痫样发作，患者出现抽搐。⑤肢体感觉减退（多为慢性者）。⑥脑脊液多正常。

妊娠期脑静脉栓塞不影响妊娠和分娩。多可经阴道自然分娩。

2. 治疗原则　①疾病前驱期和早期无继发出血者可用肝素治疗。②应用镇静药和解痉药可控制抽搐和癫痫发作。③应用脱水药降低颅内压，以缓解症状。④对定位性、局限性栓塞伴出血者，可行开颅探查。

（二）妊娠期良性颅内高压症的临床特点及治疗原则

1. 临床特点　本病与妊娠期雌激素增高、钠水潴留及内分泌代谢失调有关。其临床特点是：①妊娠早期或妊娠全过程出现颅内高压症状。②主要表现有头痛、头晕、恶心、呕吐、视物不清及复视。③视神经乳头水肿，眼球斜视或运动受限。④脑脊液除压力轻度增高外，无其他病理变化。⑤CT 和脑血管造影可排除颅内占位性病变。

2. 治疗原则　①应用利尿药或激素治疗。②部分患者行腰穿降低颅内压可改善症状。③严重者可终止妊娠。④如有视力障碍者可行减压术。

（三）妊娠期舞蹈病的临床特点及其对妊娠的不良影响

1. 临床表现　妊娠期舞蹈病通常发生于初次妊娠，50％的孕妇在儿童期有舞蹈病史，并且在妊娠第三个月出现：①通常发病缓慢，偶有突然发病者。②上肢和面部出现一些急促而不随意动作，且进行性加重。③不随意动作的特点是急促、无定型、无目的而变化不定的舞蹈样动作。④面部常表现挤眉、弄眼、蹙额、努嘴及伸舌等。⑤上肢各关节时而屈曲，时而伸直，时而扭转，或不停地耸肩。⑥下肢有不随意动作，走路摇摆、易跌倒，进而不能站立。⑦患病严重的孕妇讲话及进食困难。⑧上述诸表现入睡后消失，用力或激动时加重。

2. 对妊娠期的影响　患有妊娠期舞蹈病的孕妇，轻症者不影响正常妊娠和分娩。重症者可引起流产、早产及死胎。

（四）妊娠期癫痫的临床特点及其对妊娠的不良影响

1. 临床表现　妊娠合并癫痫，为原有癫痫于妊娠后发作或妊娠后新

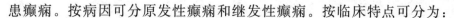

患癫痫。按病因可分原发性癫痫和继发性癫痫。按临床特点可分为：

（1）大发作：可有或无先兆。突然意识丧失，尖叫一声跌倒在地，四肢强直，面色青紫，瞳孔散大，对光反应消失，继而出现肌阵挛，口吐白沫，大小便失禁。随后呼吸渐平，面色恢复正常，患者由昏迷转为清醒。如上述表现不能终止，将因癫痫持续状态引发衰竭而死亡。

（2）小发作：意识突然障碍，说话中断或凝视，数秒即停止。

（3）局限性癫痫：先由 1 个肢体或一侧肢体由远向近抽搐，如延及对侧，则意识丧失，表现如同大发作。

（4）其他：除上述类型以外的癫痫。

2. 对妊娠期的影响　妊娠期癫痫多不影响分娩，但持续性癫痫发作和外伤可引起流产及早产。原发性癫痫者的子代先天畸形发生率增高，如先天性心脏病、唇裂、小脑畸形及痴呆等。

（五）妊娠期偏头痛的临床特点

偏头痛是由于早期的血管痉挛和晚期的血管扩张所引起，也有的是由于中枢神经、自主神经、体神经及酶系统障碍所致。临床特点是：①有明显的先兆期，有视觉障碍，如闪光、暗点、偏盲、弱视，甚至黑矇等，持续数分钟至半小时。②剧痛期出现一侧性剧烈头痛，常在前额、颞部及眼眶等处，有时扩展至半侧头痛乃至全头痛。③头痛的性质为跳痛、胀痛及搏动性痛等。④常伴有眩晕、出汗、心跳、面色苍白或潮红、流泪、鼻塞、腹痛及腹泻等。⑤颅内压增高时出现恶心、呕吐，吐后头痛减轻。⑥患者若能入睡，醒后头痛明显减轻或消失。

十、妊娠期营养缺乏性疾病

营养缺乏性疾病在正常的妊娠期妇女中十分罕见。神经管畸形是妊娠期妇女体内缺乏叶酸的严重后果。重者出现无脑儿、脑膨出、脑脊髓膜膨出,遗留终身残疾,给家庭和社会造成沉重的负担;轻者也会影响胎儿生长发育及智力低下。我国每年出生神经管畸形的新生儿10万左右。只要坚持以预防为主的原则,先天性脚气病及先天性佝偻病不会发生,神经管畸形的发生率可降低70%。

(一)妊娠期易患脚气病

脚气病即维生素B_1缺乏病,多见于以食米为主的地区。维生素B_1又称硫胺素,存在于许多食物中,以酵母含量较多,豆类、麦类、肉类、心、肝、肾中含量也很多。米、麦类食物的胚体中含量尤其丰富。妊娠期缺乏维生素B_1的原因:①多食精制大米。米类精制加工时硫胺素常有损失,大米损失更多,精制大米中硫胺素含量仅为粗米的1/3或更低(视精制程度而定)。米糠中含量很高。②食用变质食物,其所含硫胺素大为减少。③淘米及烹煮方法不当。硫胺素为水溶性维生素,在淘洗或蒸煮时,米中硫胺素多溶解于水中而损失,尤其"捞饭",其中维生素B_1含量更少。④孕妇患有慢性肠胃病致使摄入减少。慢性腹泻可使吸收发生障碍。⑤妊娠妇女对硫胺素的需要量增加。

(二)妊娠期脚气病的临床特点

妊娠期脚气病的临床特点:①过劳、发热及腹泻等可诱发本病。

②以疲乏、软弱、小腿沉重、肌肉酸痛、头痛、失眠及纳差等为首发表现。③典型表现有多发性对称性周围神经炎,以下肢多见,即自足及踝部感觉过敏及灼痛,有针刺样、蚁爬样感觉,呈袜套型分布,夜间尤甚。④肌力下降、肌肉酸痛,以腓肠肌最著,严重者不能远行,上下楼梯困难。⑤脚气病性心脏病,有心悸、气促及胸闷胸痛,严重者可发生急性心力衰竭。⑥水肿及浆液渗出,先出现足踝部水肿,并逐渐加重,向上发展至全身,可出现胸水等。

（三）妊娠期脚气病的临床分型

根据临床表现可分 4 型:①干型。以周围神经炎为主要表现。②湿型。以水肿及心包、胸腔、腹腔积液为主要表现。③暴发型。以急性心血管系统病变为主要表现,并伴有膈神经和喉返神经瘫痪。④混合型。同时有上述两型以上表现。肌力减低及神经病变明显,但心力衰竭发生率低。

（四）妊娠期脚气病对胎儿的不良影响

妊娠期脚气病可致新生儿先天性脚气病。新生儿出生时即见全身水肿,体温不升,吮吸无力,反复呕吐,肢体柔软,终日睡眠,哭声低细等。如改喂牛奶或健康母乳,即可不吐,尿量增多,水肿可于数日内消退,其他症状亦随之消失。

（五）妊娠期脚气病的防治

1. 妊娠期脚气病的预防　①妊娠期间可适当进食粗米类食品和其他含硫胺素丰富的食物。②改进淘米及烹煮方法,纠正"捞饭"的烹调习惯,以避免硫胺素从米汤或菜汤中损失。③在吃米食地区,提倡混合膳食,米、面共进。④治疗妊娠妇女的慢性疾病,如慢性胃肠病等。⑤增加

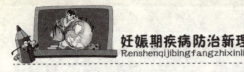

豆制品及肉类,或辅以酵母片,口服。

2. 妊娠期脚气病的治疗 ①口服维生素 B_1 5～10 毫克,每日 3 次。②肠道吸收不良者,给予维生素 B_1 注射液每次 10 毫克,每日 1～2 次,肌内注射。③暴发型患者,给予维生素 B_1 50～100 毫克加入 50％葡萄糖液 20～30 毫升静脉注射。以后每 4 小时给予 20～50 毫克,肌内注射,直至心力衰竭纠正为止。④口服酵母片或复合维生素 B,以预防或补充体内其他 B 族维生素的不足。

(六) 妊娠期软骨病的临床特点

软骨病(又称骨质软化)是成年人的佝偻病。根据发病原因,软骨病可分为维生素 D 缺乏性软骨病,非维生素 D 缺乏性软骨病两类。维生素 D 缺乏性软骨病又称吸收性骨质软化,主要见于华北、东北及内蒙古等地区。气候条件与生活习惯,尤其饮食习惯为主要致病因素,发病多在冬季,症状也以冬季严重。妊娠期为促发的重要因素。在农村仍然多见。此外,妊娠期因长期腹泻及阳光照射减少等,也可引起维生素 D 吸收障碍或生成减少,而导致软骨病。临床特点是:①孕妇最早表现是腰腿疼痛,继而出现骨骼压痛,与风湿性关节痛相似。②疼痛向上蔓延至胸胁及上肢。③疼痛性质多种多样,以酸痛及刺痛居多,轻重程度不等,重者难以忍受,夜间不能翻身。手足麻木、腰酸、腿部肌肉痉挛等低钙表现。④妊娠 4～5 个月后疼痛加重。⑤病程长或产后已引起脊柱、胸廓、骨盆及下肢骨骼变形或发生病理性骨折。⑥血清钙、磷值下降或正常,碱性磷酸酶增高。

(七) 妊娠期软骨病对胎儿的不良影响

孕妇在妊娠期接受日照时间较少,或患有慢性腹泻及其他疾病,影响维生素 D 的吸收,或未及时补充维生素 D,可引起胎儿性佝偻病,亦称先天性佝偻病。在我国北方地区发病率较高,约为 10％以上。如果孕妇患有骨软化病,经抽血检测血清钙与血清磷的乘积数少于20,则可预测胎儿已患有先天性佝偻病,应及早给予治疗。

胎儿性佝偻病是由于妊娠期母体缺乏维生素 D 而致胎儿体内维生素 D 缺乏。出生后,于 2～3 个月时出现低钙性抽搐,囟门增大,前后囟通连,颅骨软化,有乒乓球感。X 线骨片显示临时钙化带消失,干骺端呈毛刷状或骨膜增厚,血清 25 羟基、维生素 D_3、血钙及血磷均降低。

（八）妊娠期软骨病的防治

妊娠期软骨病的防治应从以下做起:①积极治疗孕妇慢性胃肠病,尤其治疗慢性腹泻。②孕妇应经常到户外晒太阳,这是既经济方便又有效的预防方法。③增加营养,多食鱼肝、蛋类、干菜、笋干等食品,以增加维生素 D 的来源。④孕妇每日口服浓缩鱼肝油。妊娠最后 3 个月可服用维生素 D 制剂,以预防先天性佝偻病。⑤早期治疗妊娠期软骨病,可肌内注射维生素 D 制剂,如维生素 D_3 30 万单位或维生素 D_4 40 万单位,不需要大量长期应用。⑥软骨病骨盆畸形者,分娩困难时可行剖宫产术。

（九）妊娠期软骨病与胎儿佝偻病的发生机制

孕妇体内维生素 D 缺乏时,肠道吸收钙、磷能力降低,血钙减少,可引起手足抽搐或肌肉痉挛,并可促进甲状旁腺分泌增加,导致破骨细胞溶解骨盐,使骨钙进入血中,从而调节维生素 D 缺乏引起的血钙过低。甲状旁腺抑制肾小管对磷的再吸收,使尿磷增加,血磷减少,由于血钙减少或正常,血磷减少,致使二者乘积降低(正常为 30～40),钙、磷不能在骨骼沉积而形成软骨病。

孕妇体内维生素 D 缺乏,致使胎儿体内亦缺乏维生素 D,血清钙、血清磷同时减少,导致胎儿骨骼钙化带不全及骨膜增厚。出生后 2～3 个月出现低钙性搐搦,即先天性佝偻病。

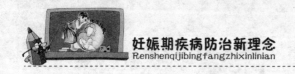
（十）胎儿的神经管

胎儿的中枢神经系统是由胚胎时期的神经管发育而成的。在胚胎第15～17日时，生殖板的轴已形成，以后在脊索的影响下，胚胎背部的外胚层细胞首先增厚形成神经板，随后再形成神经管。胚胎20日时仅有1～3个体节，并由神经褶形成神经嵴和神经沟。胚胎22日左右，神经褶的两侧开始互相靠拢，形成1个管道，称为神经管，它的前端称为神经管前孔，尾端称为神经管后孔，胚胎在24～25日及26日时，前孔及后孔相继关闭。

（十一）妊娠与胎儿神经管畸形的关系

胎儿神经管畸形主要表现为无脑儿、脑膨出、脑脊髓膜膨出、隐性脊柱裂、唇裂及腭裂等。我国每年出生的2 300万新生儿中，有近40万患有各种先天性疾病，其中神经管畸形的发生率为0.2%～0.4%，即每年有10万左右。由于人类大脑是在神经管上发育而成的，如在妊娠3～4周起至4个月，孕妇缺乏叶酸，便可能导致胎儿出现不同程度的神经系统先天性畸形，神经管关闭过程自颈部开始，并分别向头端及尾端两个方向同时进行。

如果神经管前孔持续开放或关闭不完全，头颅发育可出现不同程度的畸形，如无脑儿或无头颅儿。无脑畸形儿可有脑下垂体，新生儿出生时体重正常，有的既无脑畸形又无脑下垂体或脑下垂体发育不全，因缺乏生长激素而致早产。若神经管某段出现关闭不全或未能与外胚叶完全分离，可出现颅骨、椎管、脑脊膜及蛛网膜下隙等处发育障碍，尤以神经管关闭较晚的枕部、腰骶部畸形较多。若颅骨或椎弓缺损，颅内或椎管内容物向外膨出，则形成颅裂或脊柱裂。如果神经管周围组织分化较好，可以阻止内容物的膨出，则成为隐性颅裂或隐性脊柱裂。不完全颅裂常伴有脑积水、脊柱裂、唇裂及腭裂等畸形。

（十二）妊娠早期诊断胎儿神经管畸形

神经管畸形的胎儿，在出生前有些表现可以帮助作出早期诊断。

其诊断如下：①胎儿因不能吞咽羊水而致妊娠期羊水过多。②妊娠期进行胎儿X线摄片检查可以发现无颅骨。③妊娠期妇女血清及羊水中甲胎蛋白升高。④妊娠期妇女血浆及尿中雌三醇浓度显著降低，这是由于胎儿肾上腺皮质发育不全，皮质激素降低所致。⑤妊娠期应用超声波检查胎儿，可准确地查出无脑儿和脊柱裂畸形。

一经确诊胎儿为神经管畸形，应立即终止妊娠。

（十三）妊娠期胎儿神经管畸形的预防

神经管畸形发生的重要因素是妊娠期间孕妇体内缺乏叶酸。因此，孕妇在孕前1个月至孕后4个月内口服叶酸，每次0.4毫克，每日1次，就可使胎儿神经管畸形发生率降低70%，但不可多服，以防有不良反应。

叶酸广泛存在于绿叶蔬菜、动物肝肾、牛肉、酵母、蘑菇类、菜花、西红柿、柑橘、西瓜、胡萝卜及鸡肉中。妊娠期的妇女要多摄取此类食品。

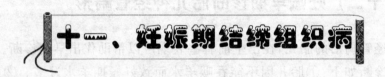

十一、妊娠期结缔组织病

结缔组织病的缓解期可以妊娠,但多数妇女妊娠后病情复发,甚至恶化,并发症的发生率增加,对孕妇和胎儿产生严重的不良后果。不容忽视的是抗结缔组织病的药物,对胎儿有严重损害及致畸作用。患有活动性结缔组织病的孕产妇很难安全顺利地度过妊娠期、分娩期及产褥期。是否继续妊娠,要根据患者病情及病程而定。

(一) 妊娠合并类风湿关节炎的临床特点

类风湿关节炎是一种以关节病变为主的慢性全身性的自身免疫性疾病,其临床特点有:①80%的患者发病年龄在20~45岁。②发病缓慢,以倦怠、乏力、体重减轻、纳差、低热及手足麻木刺痛等为前驱症状。③关节症状为关节疼痛、僵硬、肿大,周围皮肤潮红,开始以1~2个关节受累,呈游走性,以后发展为对称性关节炎。从四肢远端小关节开始,近侧指间关节最常发病,呈梭形肿大。掌指、趾、腕、膝、肘、踝、肩和髋关节相继受累。④晨僵。关节强直几乎不可改变。⑤受累关节活动障碍,关节附近肌肉僵硬和萎缩。关节间隙变窄、活动受到限制。⑥关节畸形,膝、肘、手指及腕部都固定在屈位。日常生活不能自理,终日不离床褥。⑦正细胞正色素性贫血,如伴铁利用不良,则可为低色素小细胞性贫血。

(二) 妊娠与类风湿关节炎的相互影响

妊娠与类风湿关节炎的相互影响有:①妊娠前曾患类风湿关节炎,病情已缓解,妊娠后可使类风湿关节炎复发。②妊娠后新发类风湿关节炎,可导致病情进一步加重。③妊娠合并类风湿关节炎,可加重孕产妇贫血及心肺损害,易患肺炎和眼部疾病,如巩膜炎及角膜、结膜炎等。④妊娠合并类风湿关节炎,胎儿发育迟缓,体重减轻。⑤类风湿关节炎如累及髋关节、骶髂关节,可导致难产。⑥患类风湿关节炎的产妇,其子代对类风湿关节炎的易感性增高。

(三)类风湿关节炎的诊断标准

1. 症状 以小关节为主,多为多发性关节肿胀或小关节对称性肿痛(关节症状至少持续 6 周以上)及晨僵。

2. 体征 受累关节肿胀压痛,活动功能受限,或畸形,或强直。部分病例可有皮下结节。

3. 实验室检查 类风湿因子阳性,血沉增快。

4. X 线检查 重点受累关节具有典型的类风湿关节炎 X 线所见。

凡具备上述症状和体征者,或兼有类风湿因子阳性,或兼有典型 X 线表现者均可确诊。

类风湿关节炎的分期:①早期。绝大多数受累关节肿胀或活动受限,但 X 线仅显示软组织肿胀及骨质疏松。②中期。部分受累关节功能明显受限,X 线显示关节间隙变窄或不同程度的骨质侵蚀。③晚期。多数受累关节出现各种畸形、强直及活动困难,X 线显示关节严重破坏、脱位或融合。

(四)中医治疗妊娠期类风湿关节炎的方法

类风湿关节炎的基本治则为祛风散寒、利湿通络、活血化瘀及扶正固本。

1. 中药方剂

(1)基本方:连翘 20 克,桑寄生 30 克,川续断 20 克,鸡血藤 30 克,秦艽 15 克,枸杞子 20 克,桂枝 10 克,白术 15 克,茯苓 30 克,附子 20 克,威

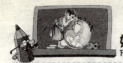
灵仙 30 克,红花 10 克,木香 6 克,黄芩 15 克。

(2)随证加减:风重者,加青风藤 30 克,海风藤 20 克;湿重者,加薏苡仁 30 克,泽泻 15 克;寒重者,加干姜 6 克;化热者,附子减量或不用,加七叶一枝花 30 克,金银花 30 克。

(3)用法:每剂两煎,每煎 1 小时,早晚分服。

2. 中成药

(1)风湿寒痛片:每次 6～8 片,重者 12～15 片,每日 3 次,1 个月为 1 个疗程,连服 2～3 个月。

(2)昆明山海棠片:每次 3～6 片,每日 3 次,口服。

(五)妊娠期系统性红斑狼疮的临床特点

系统性红斑狼疮是一种全身性自身免疫性疾病。由于是在妊娠期,多器官多组织同时或先后受累,临床表现多种多样,极为复杂,其临床特点:①发病年龄以 20～40 岁女性多见。②皮肤损害 80% 表现为多形红斑,尤其面部出现蝶形红斑,皮肤水肿、血疱、坏死及溃疡等。③关节损害 90% 以上,出现关节疼痛,以手指远端关节受累更多见。关节肿痛和僵直,日久后手指畸形。④肾脏损害有 3/4 患者表现为肾炎和肾病综合征,尿内可出现红细胞、白细胞、蛋白和管型,晚期可出现尿毒症或酸中毒。⑤心血管损害可出现心肌炎、心包炎及心内膜炎,最后导致心力衰竭。部分患者有肢端动脉痉挛、血栓性静脉炎及闭塞性脉管炎等。⑥消化系统损害可出现恶心、呕吐、纳差、腹泻、溃疡性结肠炎或腹痛等。⑦神经系统损害可发生脑膜炎、脑炎、脑血管意外或脊髓炎等。⑧呼吸系统损害可发生胸膜炎、胸腔积液及肺炎等。⑨眼部损害可出现结膜炎、角膜炎或干燥综合征。⑩肝脾及淋巴结肿大等。

(六)系统性红斑狼疮的诊断标准

系统性红斑狼疮的诊断标准:①蝶形红斑。②盘状红斑。③对光敏感。④口腔或鼻咽部无痛性溃疡。⑤非侵蚀性关节炎。⑥浆膜炎症有胸膜炎或心包炎。⑦肾脏病变有持续性蛋白尿＞0.5克/日,尿蛋白＋＋＋以上,细胞管型。⑧神经症状有癫痫发作及精神症状等。⑨血液学改变有溶血性贫血,白细胞＜$4×10^9$/升,淋巴细胞＜$1.5×10^9$/升,血小板＜$10×10^9$/升。⑩免疫学改变有狼疮细胞阳性、抗核抗体阳性及梅毒血清反应假阳性。

同时或先后出现上述 10 项中的 4 项以上者,可确诊为系统性红斑狼疮。

(七)妊娠与系统性红斑狼疮的相互影响

近年来,由于应用中医中药、抗生素及激素治疗等,使系统性红斑狼疮的预后已大为改观,大多数患者预后良好,但病情稳定后妊娠者并非少见。有的妇女妊娠后新发现患有系统性红斑狼疮。患系统性红斑狼疮的孕妇可将本病的遗传素质传递给女儿,使其在感染、药物、紫外线或内分泌等作用下发病。

妊娠后由于机体负担加重及内分泌改变,可使系统性红斑狼疮病情加重或恶化。妊娠合并系统性红斑狼疮可致流产、早产、死胎的发生率增加。妊娠并发系统性红斑狼疮,可引起妊娠剧吐、妊娠高血压综合征、胎盘早期剥离、感染及出血。还可引起胎儿宫内发育迟缓、体重减轻及胎儿窒息。妊娠合并系统性红斑狼疮,围生期死亡率增加。

(八)系统性红斑狼疮的复发与预防

系统性红斑狼疮的复发与预防应本着:①树立战胜疾病的信心,解除思想顾虑,保持心情舒畅,密切与医护人员合作,接受治疗,争取早日治愈。②禁止饮酒及食用辛辣等刺激性食物。③避免在烈日下曝晒,对日光敏感者应采取防护措施。④防止过劳,可酌情参加一些轻工作和家务劳动。⑤防治各种感染,必要时(受凉或伤风、感冒)可酌情应用抗生

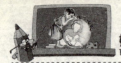
素。⑥注意适当休息和有规律的生活。⑦要做好计划生育,在病情活动期应避免妊娠。⑧尽可能不做手术,以防止感染和出血。⑨避免使用可以诱发本病或能使本病恶化的任何治疗。⑩应用激素治疗者,不可自己随意增减剂量或停药。

(九)中医治疗妊娠期系统性红斑狼疮

1. **热毒炽盛者**,治则为清心凉血解毒。犀角地黄汤加减。处方:犀角(水牛角代)12克,生地黄30克,赤芍12克,牡丹皮18克,金银花12克,生甘草6克。加减:清热解毒加生石膏、紫花地丁、连翘、黄连;清心凉血加竹叶、玄参、紫草、白茅根等。水煎服。

2. **阴虚内热者**,治则为养阴清热,凉血解毒。青蒿鳖甲汤加减。处方:青蒿18克,鳖甲18克,知母12克,生地黄、熟地黄各30克,赤芍、白芍各12克,黄柏12克。加减:潮热盗汗加银柴胡、地骨皮、胡黄连;肾阴不足加女贞子、墨旱莲;低热加金钗石斛、麦门冬、沙参及太子参等。水煎服。

3. **肝肾阴虚者**,治则为滋补肝肾,清热凉血。知柏地黄丸合大补阴丸化裁。处方:知母12克,黄柏12克,生地黄18克,淮山药30克,山茱萸12克,牡丹皮18克,茯苓皮12克,龟版18克,女贞子12克,墨旱莲30克。水煎服。

4. **淤热伤肝者**,治则为疏肝理气,活血化瘀。疏肝活血汤加减。处方:柴胡12克,丹参18克,当归12克,赤芍、白芍各12克,郁金12克,延胡索10克,香附12克,川楝子10克。水煎服。

十二、妊娠期病毒感染性疾病

随着医学科学的迅猛发展,人们对病毒性疾病的认识也逐渐深入,由 20 世纪 40 年代的仅知有 30 余种病毒能引起人类疾病,到 90 年代已发现有 200 多种病毒类型与人类疾病有关。其中,有些病毒性疾病妊娠期妇女感染率明显高于非妊娠期妇女,对妊娠期妇女尤其对胎儿造成严重危害,以普通的流行性感冒为例,重型流感,流产率 10%,母体死亡率达 80%。妊娠期感染病毒可致胚胎发育异常、流产、早产、死胎、宫内发育迟缓及新生儿死亡率增加。先天性畸形多系妊娠期病毒感染所致。怎样才能预防妊娠期病毒感染呢?下文中将详细介绍。

(一)妊娠期易感染病毒的途径

病毒性感染的传播多数是在患者与易感人群之间进行的,称为水平传播;而胎儿是在子宫、胎盘或母亲产道中感染的,称为垂直传播。风疹、巨细胞包涵体病、单纯疱疹、水痘-带状疱疹及肝炎病毒,均可引起垂直传播。

病毒可由呼吸道、肠道或接触而感染孕妇,感染的途径有:①呼吸道传染。如鼻病毒、风疹病毒、副流感病毒、流感病毒及腺病毒等。②消化道传染。如肠道病毒、甲型肝炎病毒及狂犬病毒。③污染的尿传染。如风疹病毒及巨细胞病毒。④污染的血液或血制品传染。如乙型肝炎病毒、巨细胞病毒及人免疫缺陷病毒。⑤吸毒(注射)传染。如人免疫缺陷病毒。⑥昆虫或动物传染。如乙型脑炎病毒及狂犬病毒。

（二）妊娠期感染病毒对子代的影响

妊娠期病毒感染的发生率较非妊娠期女性较高，几乎大部分病毒都能传染给胎儿见表10。

表 10　妊娠期病毒感染对子代的影响

病毒的种类	胎儿期	出生期	新生儿期
风疹病毒	++	－	－
巨细胞包涵体病毒	++	++	+
单纯疱疹病毒	+	++	+
水痘-带状疱疹病毒	++	－	－
乙型肝炎病毒	+	++	+
柯萨奇病毒 B	+	+	+
艾柯病毒	+	+	+
脊髓灰质炎病毒	+	－	－
流行性腮腺炎病毒	+	－	－
麻疹病毒	+	－	－
牛痘病毒	+	－	－
天花病毒	+	－	－
流行性感冒病毒	+	－	－
西方马脑炎病毒	+	－	－

注：＋＋证实为重要作用，＋证实为次要作用，－未曾证实

（三）妊娠期感染病毒对胎儿、新生儿及小儿后期的不良影响

妊娠期感染病毒后可引起流产、早产、死胎、死产、胎儿宫内发育迟缓及低体重儿见表11，对存活的胎儿可导致先天畸形及其他系统改变。主要先天畸形有先天性心脏病，耳聋，白内障，小头，小眼，四肢发育不全，短指趾，皮肤瘢痕，皮质萎缩等。此外，还可能出现其他异常，如肝脾

大,血小板减少,智力低下,骨骼病变,脑钙化,发育落后,肝炎,视网膜炎,新生儿肺炎及心肌炎等。

表 11　妊娠期病毒感染对胎儿及其出生后的影响

病毒的种类	流产	死胎	早产	低体重儿	急性感染 (先天或后天)	生后持续感染
风疹病毒	+	+	+	+	-	+
巨细胞包涵体病毒	-	+	+	+	+	+
单纯疱疹病毒	+	+	+	+	+	-
水痘-带状疱疹病毒	-	+	+	+	+	-
牛痘病毒	+	+	+	+	+	-
天花病毒	+	+	+	+	+	-
甲型肝炎病毒	-	-	-	-	+	-
乙型肝炎病毒	-	-	-	-	+	+
柯萨奇病毒 B	+	+	-	-	+	-
艾柯病毒	-	-	-	-	+	-
脊髓灰质炎病毒	+	+	-	-	+	-
流行性腮腺炎病毒	+	+	-	-	-	-
麻疹病毒	+	+	-	-	+	-
流行性感冒病毒	+	-	-	-	+	-
西方马脑炎病毒	-	-	-	-	+	-

注:＋作用肯定,－作用未定

（四）妊娠期感染风疹的临床特点

妊娠妇女是风疹的易感人群,发病率为正常人群的 5 倍。尤其妊娠早期风疹病毒经呼吸道或泌尿生殖系统感染,再经胎盘和内生殖器上行引起胎儿宫内感染,可致先天性风疹综合征(又称先天性风疹)。妊娠期感染风疹有如下临床特点。

1. 前驱期　潜伏期为 14～21 日,起病急,中度发热,头痛,纳差,乏力,咳嗽,流涕,咽痛,结膜充血,关节肌肉疼痛。

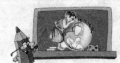

2. 出疹期 发热 1～2 日后出现皮疹。由面部开始,迅速向躯干及四肢皮肤蔓延。皮疹为细点状淡红色斑疹、斑丘疹或丘疹。背部皮疹密集融合成片,可持续 3 日。

3. 淋巴结肿大 全身浅表淋巴结肿大,以耳后、枕后、颈部淋巴结肿大明显,有压痛、不融合、不化脓。脾亦可轻度大。

4. 宫颈炎症 腹股沟淋巴结肿大,白带增多,可伴下腹部痛及腰骶部坠痛,并可出现膀胱刺激症状(尿频、尿急及尿痛)。

5. 退疹期 退疹时体温下降,脾及淋巴结肿大逐渐恢复,皮疹退后不留色素沉着。

（五）孕妇感染风疹病毒后引起胎儿畸形的原因

孕妇在妊娠前 3 个月内感染风疹后,风疹病毒可以通过胎盘感染胎儿,使胎儿发生先天性风疹。重者可致死产及早产,轻者出生后可有先天性心脏畸形、白内障、耳聋及发育障碍等,称为先天性风疹或先天性风疹综合征。据观察,孕妇妊娠第一个月时感染风疹,胎儿先天性风疹综合征的发生率可高达 50%,第二个月为 30%,第三个月为 20%,第 4 个月为 5%,妊娠四个月后感染风疹对胎儿也有影响。有的新生儿不一定在出生后立即出现症状,而是在出生后数周、数月或数年才逐渐出现症状。

风疹病毒引发胎儿畸形有两种:一种是病毒所致炎性病变,一种是对胚胎细胞生长发育的影响,使发育缓慢,分化受到抑制,影响细胞有丝分裂、染色体断裂数目增加,从而影响 DNA 的复制,阻碍细胞的增殖及发育中的器官和组织的正常分化,故使某些器官发育不全或生长落后。

（六）先天性风疹能造成胎儿全身病变

患先天性风疹后可以发生死胎和流产,也可为隐性感染。胎儿器官几乎都可能出现暂时的、进行性的或永久性的病变,如胎儿发育迟缓、白内障、视网膜病、青光眼、虹膜睫状体炎、神经性耳聋、前庭损害、中耳炎、先天性心脏病、心肌坏死、高血压、间质性肺炎、巨细胞病毒性肝炎、肝脾和淋巴结肿大、肾小球硬化、血小板减少性紫癜、溶血性贫血、再生障碍性贫血、脑炎、脑膜炎、小头畸形及智力障碍等。

智力、行为和运动方面的发育障碍是先天性风疹的一大特征，系风疹脑炎所致，是造成永久性智力迟钝的原因。一般来说，先天性心脏畸形、白内障及青光眼往往是孕期前 2～3 个月感染风疹病毒所致，而失聪及中枢神经的病变多由于妊娠晚期受风疹病毒感染，也有因妊娠晚期感染风疹，而使母子同时发病的。

（七）妊娠期感染风疹的防治

1. 预防

（1）妊娠早期妇女，不论是否患过风疹或接种过风疹疫苗，均应避免与风疹患儿接触，因妊娠时易患本病或再感染。如新生儿已出现畸形，下一胎应相隔 3 年以上。

（2）妊娠早期妇女如果没有患过风疹，又是风疹易患者，而与风疹患者有接触，应做人工流产。如无条件做人工流产，可肌内注射成人血清80 毫升或丙种球蛋白，以防胎儿发生先天性疾病。

（3）为小儿进行大规模接种风疹减毒活疫苗，可减少流行并预防携带风疹病毒的小儿感染孕妇，也可减少下一代的先天畸形。

（4）将要结婚的女性，以前从未患过风疹，也未接种过风疹疫苗，应予补种，并避免在接种后 3 个月内怀孕，以防减毒活疫苗毒害胎儿。

（5）避免再感染。接种过风疹疫苗的孕妇再感染的机会比自然患过风疹的孕妇要多，可发生再感染而影响胎儿，因此也要与风疹患者严格隔离。

2. 治疗　对先天性风疹综合征的患儿，只能对症治疗。

（八）妊娠并发流行性感冒的临床特点

流行性感冒简称流感，是一种由流行性感冒病毒引起的具有高度传

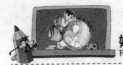

染性的急性传染病。传播迅速,易发生流行及全世界大流行,平时多为散发。有时可继发肺炎而使病死率增加。病后有一定的特异性免疫力。其临床特点是:①潜伏期为1～2日,最短数小时,最长3日。临床表现差异颇大,单纯型感冒最为常见。②临床症状有高热、头痛、四肢酸痛、明显乏力、鼻塞、流涕、喷嚏、咽痛及干咳等。③眼球后痛,结膜充血,食欲减退,恶心呕吐等。④体温迅速上升到39℃～40℃,脉搏增快,呼吸急促,有的孕妇脉搏相对减慢,面部潮红,皮肤可出现各种皮疹。⑤两肺下部有时出现少许细啰音或哮鸣音。⑥多数患者在1～2日内达高峰,3～4日症状逐渐消失。⑦孕产妇发病时有软弱无力、出汗及咳嗽。

(九) 妊娠并发流行性感冒的不良后果及防治

1. 妊娠并发流行性感冒(流感)对孕妇的不良后果 其不良后果取决于感染的程度,包括病情、病程及其并发症等。

(1)妊娠并发轻型流感,对孕妇、胎儿影响不大,很少引起流产和死胎。若并发肺炎时可引起孕妇死亡。

(2)妊娠并发重型流感,可使孕妇流产率及孕妇死亡率增加。

(3)妊娠早期并发流感,可使早期胚胎发育异常、流产、死胎、胎儿宫内发育迟缓,新生儿的死亡率也增加。这是因为流感病毒经胎盘危及胎儿。

(4)妊娠3～4周并发流感时,流感病毒可使胚胎神经管发育受到干扰。流感病毒感染可能是神经管畸形的原因之一。

(5)妊娠并发流感,可使新生儿死亡率增加,亦可能使儿童恶性肿瘤的发生率增高。

2. 妊娠并发流行性感冒的治疗 可用抗病毒药物,如金刚烷胺,每次0.1克,每日2次,口服;病毒灵每次0.1克,每日3次,口服,连服1周。也可用三氮唑核苷、干扰素等。酌情应用解热镇痛药。预防并发症,可给予抗菌药物。治疗感冒的中成药有感冒清、羚羊感冒片及银翘解毒片等。应注意药物对胎儿的损害。

3. 预防措施

(1)加强个人卫生,养成良好的个人卫生习惯。勤洗手、勤洗澡,不用共用毛巾、口杯等日常用品,做到不随地吐痰,以防传播流感病毒。

(2)居室和办公室要经常通风,保持室内空气新鲜。

(3)疾病流行期间应尽量避免到公共场所,如商场、电影院等人员密集的地方。远离打喷嚏的人。

(4)到医院看病要戴口罩,可以有效阻挡细菌和病毒侵袭。

(5)一定要根据气温变化,适当增减衣服,可防止因感冒着凉引起免疫力下降。

(6)注意饮食营养搭配均衡,定时适量多喝水,不吸烟,不饮酒。保证睡眠充足,避免过劳。

(7)加强体力活动,经常适当户外活动,以增强身体抵抗力。

(十)妊娠并发单纯疱疹的临床特点

1. 局部感染　病情较轻或比较重。

(1)皮肤疱疹:可在面部、手足、唇缘、口角、鼻孔周围出现米粒大小的水疱,几个或十几个小疱成一簇,可有 2～3 簇。伴有发热和局部淋巴结肿大。

(2)外生殖器疱疹:子宫颈、阴唇及阴道受感染。可有发热、尿痛、白带多及阴部疼痛,腹股沟淋巴结肿大,也可出现腰部、臀部、会阴部疱疹。宫颈疱疹常被忽视。

(3)眼疱疹:发生疱疹性角膜炎和结膜炎,常伴有耳前淋巴结肿大及疼痛。严重者可引起角膜穿孔、前房积脓或虹膜睫状体炎。

(4)疱疹性牙龈口腔炎:只有几个疱疹或浅溃疡,有疼痛、流涎等。

2. 全身感染　多属重度险症。可出现贫血、黄疸、肝脾大、紫癜,以及神经、呼吸及循环系统的严重病变。

(1)全身性单纯疱疹:从口腔、皮肤、眼,直到中枢神经系统,甚至扩散到内脏,全身感染病死率高。生存者约半数有神经系统或眼部后遗症。

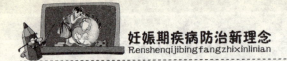
（2）单纯疱疹性脑膜脑炎：可出现同侧偏盲及偏瘫等。

（3）湿疹样疱疹：疱疹初为脐型，可融合出血，以后脓性结痂。常死于脑、内脏损害或继发细菌感染。

（十一）妊娠并发单纯疱疹病毒感染的不良后果

1. 妊娠期单纯疱疹病毒感染，可引起胎儿宫内感染，死胎和流产率增加。

2. 妊娠早期并发单纯疱疹病毒感染，可经胎盘和生殖系统传染，引起胎儿宫内感染而致畸形，如小头畸形、小眼球、视网膜发育不全及脑钙化等。

3. 孕妇原发性单纯疱疹病毒感染，早产率增高，早产儿单纯疱疹病毒检出率也明显高于足月儿，这与病毒引起妊娠免疫力降低有关。

4. 胎儿中枢神经系统感染单纯疱疹病毒时，可引起胎儿死亡和畸形。

5. 孕妇受到单纯疱疹病毒感染时，经阴道分娩，可使新生儿感染疱疹性结膜炎、角膜炎；全身感染者可出现黄疸、发绀、呼吸困难、休克、嗜睡、癫痫和昏迷。

（十二）已被单纯疱疹病毒感染的产妇分娩时 处理原则

1. 为预防胎儿经阴道分娩时感染单纯疱疹病毒，无论产妇是原发性或复发性生殖系统感染单纯疱疹病毒者，宫内胎儿也已经感染，甚至已经致畸，剖宫产取胎已无太大意义，只有根据具体情况决定。

2. 妊娠晚期感染单纯疱疹病毒者，极易早期发生破膜和早产。疑有单纯疱疹病毒感染者，产妇于分娩前取宫颈黏液做病毒培养和血清学检查，凡确诊为生殖系统有单纯疱疹病毒感染而胎儿无畸形者，未破膜或已破膜在4小时以内者应剖宫取胎，以防经阴道分娩感染胎儿。单纯疱

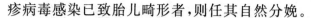

疹病毒感染已致胎儿畸形者,则任其自然分娩。

3. 对于隐匿性感染单纯疱疹病毒患者,可于分娩前做羊水检查,以确定有无单纯疱疹病毒宫内感染,以选择分娩方式。

（十三）妊娠并发单纯疱疹的防治

1. 局部治疗 单纯疱疹性角膜炎及结膜炎,可用0.1%疱疹净滴眼,白天每小时1次,夜间2小时1次,连续3日便可控制发展。皮肤疱疹可外涂2%龙胆紫、1%樟脑液或5%雄黄炉甘石洗剂。有继发细菌感染者,可用抗生素软膏。疱疹净对皮肤疱疹、牙龈口腔炎及甲沟炎有效。生殖器单纯疱疹也可用40%疱疹净涂抹。

2. 全身治疗 单纯疱疹疫苗1型或2型皮下注射,每周1次,共6～12周。接种牛痘,每周1次,共6～12周。阿糖胞苷,第一日每千克体重4毫克,此后每日每千克体重2毫克,共用4日。

3. 预防 母亲注意性生活卫生,加强锻炼,提高健康水平。母亲感染单纯疱疹病毒时,要积极预防胎儿和新生儿感染。注意防治妊娠晚期生殖系统感染,适当选择分娩方式至关重要。

（十四）妊娠并发柯萨奇病毒感染的临床特点

1. 脑膜炎、脑炎和瘫痪性疾病 柯萨奇病毒所致的脑膜炎,起病较急,有发热、头痛、呕吐、项强、咽痛、肌痛及腹痛等。第1～2日更明显,患者一般情况较好。5～10日后迅速康复而无后遗症。

2. 心肌炎和心包炎 多有胸闷、心前区隐痛、心悸、气短、倦怠。心率增快与体温不成正比。可出现早搏、交替脉及奔马律。严重者可出现心力衰竭。心包炎常与心肌炎同时存在,出现心前区疼痛及呼吸困难。心包液为血性渗出液。

3. 流行性胸痛 起病突然,出现发热和阵发性肌痛,以胸部最多,其次为腹部,呈刀割样、针刺样、紧压感、胀痛或烧灼痛。肌痛剧烈者常大

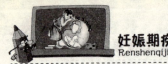

汗淋漓,甚至休克。肌痛多于3~4日后逐渐消失,短期内多能完全恢复。

4. 疱疹性咽峡炎 常突然高热(体温可达40℃以上),伴咽痛明显、吞咽困难及咽部充血。可见灰白色丘疹或疱疹,1~2个至10~20个,2~3日后周围红晕扩大,以后变大并成为溃疡。多在4~6日后完全恢复。

5. 出疹性热病 常以咽痛、流鼻涕、发热及腹泻起病。皮疹多在发热时出现,为斑疹或斑丘疹,出现于面及颈部、四肢及躯干,发红而无痒感。消退后不脱屑也无色素沉着,可分批或同时出现不同形态的皮疹。

6. 呼吸系统感染 突然高热、呼吸困难、发绀。外周血白细胞轻度增高。X线胸片示弥漫性支气管肺炎。

7. 手足口病 轻度发热、咽痛、口腔痛、并可见散在小疱疹,手指背面及足跟边缘、甲周、手掌、足底等出现皮疹及疱疹,2~3日后即迅速吸收,不留痂。

(十五) 妊娠并发柯萨奇病毒感染的不良后果

1. 柯萨奇病毒是一种肠病毒,妊娠期感染可引起非麻痹性脊髓灰质炎,并可使胎儿在宫内感染。

2. 孕期感染柯萨奇病毒可引起胎儿先天性幽门狭窄、唇裂和腭裂。病毒经胎盘传染胎儿。

3. 新生儿感染柯萨奇病毒,可引起婴幼儿腹泻,表现为恶心、呕吐、腹泻、腹痛、肌痛、大便稀可带少量血液,每日5~6次,甚至10余次。但不出现脱水,可有低热。

4. 妊娠早期感染柯萨奇病毒,胎儿先天性心脏病发病率增高。儿童和成人感染易发生心肌炎。

5. 妊娠晚期感染柯萨奇病毒,可致胎儿早产。

6. 妊娠早期感染柯萨奇病毒可致胎儿尿道上裂、尿道下裂和隐睾,并伴有心血管、泌尿生殖系统和消化系统畸形。

7. 宫内胎儿感染柯萨奇病毒,可引起胎儿肝脏和胰腺功能障碍,引

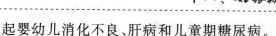

起婴幼儿消化不良、肝病和儿童期糖尿病。

（十六）妊娠并发水痘-带状疱疹的临床特点

由水痘-带状疱疹病毒引起的皮肤病,主要侵犯生育期年龄的妇女和儿童,而妊娠妇女是易感人群。水痘主要侵犯儿童,而带状疱疹主要侵犯成年人。成年人发生水痘,病情严重,常并发肺炎,病死率高。妊娠期感染水痘-带状疱疹病毒,孕妇死亡率明显升高。前驱期成年人可出现轻度发热、头痛、全身不适、食欲减退及上呼吸道感染等症状。1～2日,躯干皮肤出现红色斑疹。数小时后变为丘疹,再过数小时后变为疱疹,大小不等。1～3日疱疹从中心开始干枯凹陷,1周内结痂。水痘皮疹皆经过斑疹、丘疹、疱疹与结痂阶段。皮疹多先见于躯干,其次是头部及四肢远端皮肤,呈向心性分布,以躯干、胸背、头皮较多,四肢远端稀少,手掌足底更少。可分批出现。在患者身上同一部位,可见到各阶段皮疹同时存在。

水痘病情轻重差异甚大,轻型水痘仅出一批,皮疹少至几个。重型水痘可出 5～6 批,皮疹近千个,全身中毒症状亦重。孕妇患水痘后有发热及全身症状较重,皮疹密集,甚至出现大疱型、出血型或坏死型,全身中毒症状严重。

（十七）妊娠期感染水痘-带状疱疹病毒并发肺炎的鉴别

妊娠期并发水痘-带状疱疹病毒感染,除皮肤疱疹继发感染外,可由原发性水痘-带状疱疹病毒引起肺炎,也可继发细菌感染所致,两者鉴别见表12。

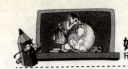

表12　原发性与继发性肺炎的鉴别

项　目	原发性肺炎	继发性肺炎
病原	水痘-带状疱疹病毒	化脓细菌
发病年龄	成年人	小　儿
发病时间	病程早期(1周内)	病程后期
症状、体征	皮疹多而密、气急、发绀,但肺部啰音较少	与皮疹无关,气急、发绀并有较多肺部啰音
X线检查	双肺弥散性结节状浸润影	双肺点片状阴影,以脊柱两旁及肺底较多
血常规	白细胞多正常或稍低	白细胞增高,中性粒细胞增多
治疗反应	抗生素治疗无效	敏感抗生素治疗有效
病程	平均9日,皮疹消退后肺炎亦吸收	视治疗效果而定

（十八）妊娠期感染水痘-带状疱疹病毒能引起先天畸形

1. 妊娠早期感染水痘-带状疱疹病毒可引起胎儿宫内感染和流产。

2. 孕妇感染水痘-带状疱疹病毒可致胎儿多发畸形,如肌无力、肌萎缩、肛门闭锁、鞘突指、足畸形、抽搐、脑发育不全、脑脊髓炎、皮质萎缩、白内障、双侧视神经萎缩、独眼、无子宫、无阴道及皮纹异常。

3. 妊娠期感染水痘-带状疱疹病毒,经胎盘可致新生儿先天性心脏病及痴呆。

4. 儿童白血病是否与胎儿宫内水痘-带状疱疹病毒感染有关,尚未证实。

值得指出的是,至今对本病尚无特效治疗方法,也无有效疫苗预防。孕妇要注意妊娠期保健,避免与患者接触而被传染。

（十九）妊娠期感染水痘的不良后果

1. 产妇在临产前21日内患水痘,其新生儿可患先天性水痘,发病率约为25%。新生儿在出生后3～4日出现水痘,则病势凶险,病死率为

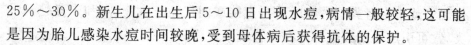

25％～30％。新生儿在出生后5～10日出现水痘,病情一般较轻,这可能是因为胎儿感染水痘时间较晚,受到母体病后获得抗体的保护。

2. 孕妇于妊娠前3～5个月内患水痘,则新生儿可患胎儿性水痘综合征。其临床特点为:出生后体重低、瘢痕性皮肤病变、惊厥及小眼畸形等。

3. 孕妇于妊娠中晚期患水痘,其胎儿无畸形发生。但新生儿可出现酷似带状疱疹的皮疹。因为生育年龄的妇女大多数已患过水痘,可获得终身免疫,患第二次水痘的机会极少见。若孕妇确未患过水痘,妊娠后(尤其妊娠早期)应避免与水痘患者接触,必要时可进行被动或自动免疫。先天性水痘的治疗与一般水痘相同,如免疫功能低下者,可给予抗病毒化学疗法。

（二十）妊娠期流行性腮腺炎的不良后果

流行性腮腺炎(简称流腮)是由腮腺炎病毒引起的一种急性传染病。腮腺炎病毒主要侵犯腮腺和其他涎腺、脑、肾、胰腺和性腺。流腮发病急,出现上呼吸道感染症状,如发热、肌痛、乏力、咽痛;扁桃体肿大,一侧或两侧腮腺肿大,以耳垂为中心向前、后、下方扩展,肿处有压痛。妊娠期妇女是流腮的易感人群。

1. 腮腺炎可继发卵巢炎引起月经紊乱和不孕,亦可并发胰腺炎、糖尿病和心肌炎。

2. 流腮时毒血症可引起宫内感染危及胎儿,使自然流产率增加。

3. 孕期合并流腮可能与日后儿童白血病有一定关系。

4. 妊娠合并流腮,宫内感染可引起胎儿和新生儿心脏先天畸形,影响出生后心脏功能。

5. 流腮病毒对胎儿和新生儿有潜在的致畸作用。

6. 胎儿宫内感染腮腺炎病毒,可引起脑积水和大脑导水管狭窄。

（二十一）病毒性肝炎的传播途径

1. 甲型肝炎的主要传播途径是粪-口途径。在日常生活接触中,通

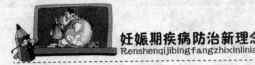

过患者或带毒者粪便污染的手再直接或间接污染食物、水和未煮熟的贝类,常可引起甲型肝炎的散在流行或暴发流行。

2. 乙型肝炎主要经注射途径和密切的日常生活接触而传播。乙型肝炎表面抗原阳性者的粪便、唾液、初乳、胆汁、尿、鼻咽分泌物、汗、眼房水、精液、阴道分泌物,均可检出乙型肝炎表面抗原。

(二十二) 妊娠期病毒性肝炎的临床特点

两型肝炎的临床特点相似,甲型肝炎发病较急,畏寒发热;乙型肝炎发病缓慢,多无发热。前驱期常见的症状有乏力、食欲减退、厌油、恶心、呕吐、腹痛、腹泻、关节疼痛及肌肉痛等。尿色逐渐加深呈浓茶色。持续5~7日。皮肤及巩膜出现黄疸,1~2周内达高峰。大便颜色变浅,皮肤瘙痒,心动缓慢。肝大并有压痛及叩击痛,也可有轻度脾大。全身症状多在7~10日消退,而黄疸可于2~6周消退。上述症状消失,肝脾回缩,肝功能恢复正常,需2周至4个月。

甲型肝炎发病率高,并可暴发流行。乙型肝炎多为隐匿型。

(二十三) 妊娠对病毒性肝炎的影响

1. 妊娠期随着胎儿不断生长发育的需要,肝脏功能增强,肝脏负担亦不断加重,使病毒性肝炎的病情逐渐进展。

2. 在妊娠晚期及分娩时,由于体力的消耗、组织损伤和出血,可致产妇缺血、缺氧及肝脏代谢功能障碍,促进肝细胞坏死。黄疸性肝炎发展为肝坏死的病死率增高。

3. 妊娠合并病毒性肝炎,肝功能改变在分娩前不易好转,但在分娩后1周内,大部分产妇肝功能逐渐恢复至正常,重症肝炎患者肝功能恢复较慢,也有产后病情恶化或死亡者。

4. 妊娠合并急性黄疸型病毒性肝炎,随妊娠月份的增加暴发型的比例亦增加。产后出血和上消化道出血,诱发肝性脑病是死亡率增高的主要原因。

5. 妊娠期急性黄疸性肝炎,不易彻底治愈,更容易转为慢性活动性肝炎,肝硬化的发生率增高。

（二十四）病毒性肝炎对妊娠的不良影响

1. 妊娠早期并发病毒性肝炎时,可使正常的妊娠反应(恶心、呕吐、食欲减退及厌油等)加重。妊娠晚期并发病毒性肝炎时,妊娠高血压综合征的发生率增高。

2. 妊娠期病毒性肝炎,肝炎病毒可经胎盘传染给胎儿,母体乙肝表面抗原阳性,其胎儿的受染率可达 $40\% \sim 70\%$。

3. 妊娠并发病毒性肝炎并发肝性脑病者,胎儿预后较差,流产、早产、死胎、死产及新生儿死亡率明显增加。

4. 妊娠并发病毒性肝炎的产妇,分娩时难产率增高。由于肝功能损害及凝血功能障碍,产后大出血的发生率增加。

（二十五）妊娠并发病毒性肝炎的早期诊断

妊娠并发病毒性肝炎的早期诊断有以下几点:

1. 妊娠并发急性病毒性肝炎

(1)妊娠前曾有与病毒性肝炎患者密切接触史,或妊娠前有输血或应用血制品史,或工作单位、家庭中有病毒性肝炎患者。

(2)妊娠后出现恶心、呕吐、乏力、食欲减退、厌油、腹胀、腹泻、腹痛、肝区疼痛等症状,又无其他原因可解释者。

(3)肝大,肝区有压痛,或伴有轻度脾大,又无其他原因可解释者。

(4)实验室检查血清丙氨酸氨基转移酶升高。

(5)血清乙型肝炎表面抗原呈阳性反应。

2. 妊娠并发慢性病毒性肝炎

(1)妊娠前后上述症状的病程超过半年以上。

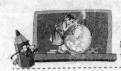

（2）妊娠期有明显的病毒性肝炎症状。

（3）肝大，质地呈中等硬度，又伴有血管痣、肝病面容或肝掌。

（4）血清丙氨酸氨基转移酶反复升高，絮状试验明显异常，血清白蛋白减低，白蛋白/球蛋白（A/G）比值异常，免疫球蛋白升高。

（二十六）妊娠并发急性病毒性肝炎的鉴别诊断

妊娠并发急性病毒性肝炎时，应与妊娠期的其他肝损害及黄疸相鉴别见表13。

表13　病毒性肝炎与其他原因肝损害的鉴别

疾　病	临床特点	实验室检查
病毒性肝炎	以消化道症状为主，肝脾大	丙氨酸氨基转移酶增高，乙型肝炎表面抗原阳性
妊娠剧吐	妊娠早期出现剧吐，无其他症状，严重者有脱水、消瘦、黄疸。治疗后症状迅速好转	丙氨酸氨基转移酶轻度升高
妊娠高血压综合征	水肿，蛋白尿，高血压，头痛，子痫抽搐	丙氨酸氨基转移酶增高，产后1周恢复正常
急性脂肪肝	妊娠36～39周突然出现剧烈持续呕吐	丙氨酸氨基转移酶轻度增高，尿胆红素阴性
肝内胆汁郁积症	先有皮肤瘙痒及轻度黄疸，分娩后消失，无肝炎症状	丙氨酸氨基转移酶中度增高
药物性肝损害	在用药后4周内出现寒战、发热、恶心、肌痛、皮疹、皮肤瘙痒，停药后消失。	丙氨酸氨基转移酶无明显增高

（二十七）妊娠并发病毒性肝炎影响预后的因素

近年来，由于医疗技术的不断提高，广大医务工作者责任心加强，预防、保健、治疗及抢救等措施的普及，使妊娠并发重症病毒性肝炎的发病

率和病死率均有明显下降,但仍有少数妊娠并发病毒性肝炎的患者预后不良。影响预后的因素有:

1. 身体素质 孕妇平素身体健康,免疫功能很强,营养状况良好,病后易恢复;孕妇体弱,营养欠佳易诱发肝性脑病。

2. 鉴别诊断 孕妇发病后就医较迟,或被误治,常使病情加重。

3. 入院治疗 妊娠并发病毒性肝炎时,患者病情十分严重,加之入院较晚,预后往往不佳。

4. 严重并发症 妊娠并发病毒性肝炎,再伴发肝性脑病、严重大出血(上消化道出血、产后出血)、严重感染、急性肾衰竭及心力衰竭等,预后更为不佳。

5. 肝肾脾功能 血浆总蛋白<40克/升,白、球蛋白比值倒置,尿素氮明显升高,血小板$<40 \times 10^9$/升,白细胞$<3.0 \times 10^9$/升者,其预后不良。

6. 产后治疗 产后经治疗肝、肾、心功能迅速恢复者,预后良好;肝、肾、心、肺功能进行性加重者,预后不良。

(二十八) 妊娠期病毒性肝炎的预防

1. 妊娠前后应杜绝与病毒性肝炎患者接触,如有接触史的孕妇应及早注射丙种球蛋白,可减轻或预防甲型病毒性肝炎。

2. 孕妇应加强营养。饮食中应含丰富的蛋白质、糖类和多种维生素,以增强抗病能力。

3. 孕妇要注意环境、饮食及个人卫生。养成饭前、便后洗手习惯,不饮生水,不吃不洁水果、蔬菜等,以预防病毒性肝炎的传染。

4. 及早诊治。孕妇出现消化道症状或黄疸时,应立即进行产前检查及实验室检查,尤其肝功能及尿三胆等的检查,以便早期诊断、及时隔离和治疗,防止肝炎由普通型发展为重型。

5. 对已患病毒性肝炎的育龄妇女,要做好避孕工作,以免妊娠后给母子带来不良后果。

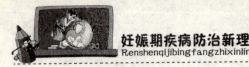
6. 预防医源性感染。孕妇应尽量减少注射、针灸、采血及小手术等，非必要时不输血或血液制品。

（二十九）妊娠并发病毒性肝炎的治疗

1. 一般治疗　急性期应卧床休息，宜清淡易消化的饮食，必要时静脉输液，以供应充足的液体和热能，禁用对肝细胞有损害的药物。

2. 保肝治疗　应给予多种维生素，如维生素 B_1、维生素 B_6、维生素 B_{12}、维生素 C、维生素 K、维生素 E 等。维生素 C 能促进肝细胞再生，有助于肝功能的恢复；维生素 K 有促进凝血酶原、纤维蛋白原及某些凝血因子的合成；叶酸和维生素 B_{12} 有助于造血；三磷酸腺苷（ATP）、辅酶 A 和细胞色素 C 等，有促进干细胞代谢的作用。

3. 纠正低蛋白血症　有条件者可输新鲜血、血浆和人体白蛋白，这些血液制品还具有改善凝血功能及保护肝脏的作用。

4. 干扰素或干扰素诱导剂　可抑制肝炎病毒在体内的复制，对减少或消除病毒抗原有一定作用。

（三十）妊娠并发病毒性肝炎的处理原则

1. 妊娠早期　妊娠并发轻型病毒性肝炎可继续妊娠，同时给予保肝治疗。若病情较重，应积极治疗肝炎，待病情好转后，可以考虑终止妊娠（人工流产），以免对妊娠不利，影响母子平安，又可防止肝炎进一步进展。

2. 妊娠中晚期　手术引产危害较大，一般不考虑终止妊娠。但病情严重者，经多种保守治疗无效时，亦可考虑终止妊娠。

3. 分娩期　应配好新鲜血，做好抢救休克及新生儿窒息的准备。尽量采取阴道分娩，但要减少产妇的体力消耗。重点是防治出血。

4. 产褥期　预防产后感染。严密观察产妇的肝、肾、心的功能变化。产后不宜哺乳，以减少体力消耗和防止肝炎病毒传染给新生儿。

（三十一）乙型肝炎表面抗原阳性产妇所生的 新生儿的特殊处理

乙型肝炎表面抗原阳性母亲所生下的新生儿,出生后 48 小时内,肌内注射特异高效价(1:100 000)的乙型肝炎免疫球蛋白(HBIG)1 毫升,以后在 3 个月和 6 个月各注射 1 次。乙型肝炎疫苗,每次 1 毫升,每毫升含 10～40 微克,肌内注射 3 次,第二次与第一次相隔 1 个月,第三次相隔 6 个月,注射 3 次后乙型肝炎表面抗体产生率达 96％,与乙型肝炎免疫球蛋白合用效果更佳,可以显著降低婴儿的乙型肝炎表面抗原携带率。适用于乙型肝炎表面抗原阳性母亲所生的新生儿及误注射有传染性血液者。

（三十二）母婴乙型肝炎的传播机制

母亲在妊娠后期或分娩后 2 个月内患乙型肝炎(以下简称乙肝),或母亲为乙型肝炎病毒(HBV)携带者,很容易感染婴儿。母亲乙型肝炎表面抗原(HBsAg)滴度高,乙型肝炎 e 抗原(HBeAg)同时为阳性者,其婴儿感染几率为 90％～100％;母亲乙型肝炎表面抗原阳性,其母婴传播率为 40％～70％。婴儿感染乙肝病毒后出现表面抗原阳性时间越早,发展为乙型肝炎表面抗原长期携带者的机会越多。婴儿感染乙肝病毒后78％发展为慢性携带者,4～7 岁仅为 20％。据估计,人群中乙肝病毒携带者至少有 40％是由母婴传播所致,宫内或围生期感染的婴儿 90％～100％成为乙型肝炎表面抗原持续携带者。这些人有可能会发展成为慢性肝炎、肝硬化及肝癌。母婴传播的机制可有以下 3 个方面:

1. 产前或宫内传播 可能通过胎盘或生殖细胞传播,占 5％左右。

2. 围生期传播 主要发生于分娩过程中,约占 80％以上,分娩过程中母血、羊水或阴道分泌物经皮肤、黏膜或口渗入胎儿体内。

3. 产后传播 产后哺乳过程中母亲唾液或密切接触可感染婴儿。

（三十三）新生儿乙型肝炎的临床特点

新生儿一旦感染乙型肝炎,可有数周至 6 个月的潜伏期,呈亚临床过程,多无症状。常在 1～6 个月出现乙型肝炎表面抗原阳性,无黄疸,仅有轻度的丙氨酸氨基转移酶增高,很少有肝大。丙氨酸氨基转移酶波动、牵延可达 1～2 年之久。往往发展为慢性乙型肝炎表面抗原携带者。部分患儿伴有发热、肝大、皮肤黄染及吃奶欠佳等,以后逐渐恢复或转为慢性肝炎。

少数患儿可呈暴发型或重型,临床表现危重,出现黄疸至肝功能衰竭,2～15 日即可见肝性脑病、出血及血氨增高,预后极差,病死率达 60% 左右。死亡原因为败血症、肺出血和肝性脑病伴脓毒血症。

（三十四）新生儿胆红素脑病的临床特点

新生儿胆红素脑病是指胆红素引起的脑组织病理性损害,病变除大脑基底核、视丘下核、苍白球等神经核被黄染外,大脑皮质、脑膜及血管内膜等处也被累及,如不及早防治可致后遗症或死亡。

主要临床特点为新生儿出生后 2～7 日出现症状,早产儿可稍晚。早期表现较轻,有厌食、睡眠差、呼吸暂停、躁动、低热、萎靡及拥抱反射消失。重症者有高声尖叫、呼吸困难、惊厥或角弓反张。轻症存活者,可出现眼球运动障碍、听觉丧失及手足徐动症等,严重者可导致死亡。

（三十五）妊娠期做好胆红素脑病的防治

1. 胆红素脑病的预防

（1）做好产前检查和健康教育,尽量预防早产、难产及各种感染,如疑有溶血症者,应做好临产准备工作。

（2）及时治疗并发症。新生儿高胆红素血症往往并存窒息、低血糖、酸中毒及硬肿病等,必须及时正确治疗,可避免或减少高胆红素血症发展为胆红素脑病。

(3)早期喂养,新生儿出生后 4~6 小时喂给葡萄糖水,随即喂乳,有利于促进间接胆红素转变成直接胆红素,有预防胆红素脑病的作用。

(4)光疗可降低血高胆红素,有预防胆红素脑病的作用。

2. 胆红素脑病的治疗

(1)躯干黄染先服茵陈冲剂。

(2)四肢黄染则进行光疗。

(3)有胆红素脑病前驱症状或手、足掌黄染者,必须立即采取紧急措施,不能过夜。

(4)及早治疗窒息、缺氧及酸中毒,避免寒冷、饥饿及低血糖等。

(5)及时治疗黄疸和采用光疗及换血疗法。

(三十六)新生儿肝炎综合征

新生儿肝炎综合征是指起病于新生儿期的一组临床综合征,以梗阻性黄疸为特征。凡足月儿出现黄疸在 1 个月后仍不消退;早产儿出现的黄疸在 2 个月后不消退或加深;大便发白、尿深黄、肝脾大及肝功能有损害者,均属于本综合征范畴。

(三十七)新生儿肝炎综合征与妊娠的关系

1. 病原体感染 妊娠期感染乙型肝炎病毒、巨细胞包涵体病毒、单纯疱疹病毒、科萨奇病毒和风疹病毒、ECHO 病毒、EB 病毒、弓形虫、李斯特菌或各种细菌等,通过胎盘感染胎儿,也可在产程中或产后感染,均可引起新生儿肝炎综合征。

2. 药物 妊娠期如用利福平、红霉素、呋喃妥因、青霉素Ⅱ等治疗均可使胆汁郁积,导致新生儿肝炎综合征。

3. 先天性胆管畸形 肝内胆管缺如、胆管闭锁及胆总管囊肿等,均与先天病毒感染有关。

4. 代谢性疾病 半乳糖血症及糖原累积病等。

5. 其他原因 部分病例原因不明。

(三十八) 新生儿肝炎综合征的临床特点

新生儿肝炎综合征主要表现是出生后黄疸持续不退,或退后又复现,伴有低热、食欲减退、呕吐及腹胀。多数患儿3～4个月内黄疸逐渐消退,也可并发干眼病、低钙性抽搐、出血及腹泻。少数病例病情较重,病程较长,可发展为肝硬化及肝衰竭。体检有肝脾大,尿色较深,大便由黄转淡黄,亦有时发白。实验室检查总胆红素＜171毫摩/升,结合胆红素与未结合胆红素均增高,甲胎蛋白满月后持续增高,提示肝细胞有破坏。

(三十九) 新生儿肝炎综合征的诊治及预防

新生儿肝炎综合征的诊断比较困难。孕妇乙型肝炎表面抗原(HBsAg)阳性所生的新生儿,在出生后半年内有40%～70%成为乙型肝炎表面抗原携带者,但多数无症状。

新生儿肝炎综合征,可长期服用中药茵陈三黄汤,重症也可用注射液,每日1～2次。短期应用肾上腺皮质激素可减轻黄疸,并进行保肝治疗。新生儿肝炎综合征预后较佳,60%～70%可治愈,转为肝硬化或死亡者较少。乙型肝炎疫苗能有效地防止母子传播。

(四十) 妊娠期流行性出血热的临床特点

流行性出血热(简称出血热)是由病毒引起的以鼠类为主要传染源的自然疫源性疾病。

1. 临床表现 潜伏期2周左右。病程分5期:

(1)发热期:有发热,头痛、腰痛、眼眶痛(即三痛),面、颈和上胸部潮红似醉酒貌(即三红)。

(2)低血压期:血压波动,重者血压骤降,休克时有出汗多、烦躁不安、脉快而弱及口渴。

(3)少尿期:尿量减少或尿闭,可并发尿毒症,恶心、呕吐及出血倾向严重。

(4)多尿期:昼夜尿量可达3 000～10 000毫升,出现脱水及电解质平衡失调,尤其是低钾血症。

(5)恢复期:尿量逐渐恢复正常,症状明显好转,各项实验室检查也趋于正常。

2. 实验室检查 早期尿中出现蛋白,且迅速增多,血小板减少,出现异型淋巴细胞。血清特异抗体(IgM 和 IgG)阳性。

(四十一）流行性出血热对妊娠的不良影响

1. 妊娠早期合并流行性出血热,可致胎儿宫内发育迟缓。出血热病毒能否导致胎儿畸形,尚无定论。

2. 可加重妊娠呕吐。

3. 妊娠高血压综合征的发生率增高。

4. 流产、早产、死胎及死产率增高。

5. 可使出血热病情加重、治疗困难,孕妇死亡率较非妊娠期妇女增高。

(四十二）妊娠期流行性出血热的并发症

1. 妊娠剧吐 可引起脱水、消瘦及低钾血症。在妊娠早期并发妊娠剧吐尤甚。

2. 妊娠高血压综合征 见于妊娠20周以后合并出血热者,导致血压增高,尿蛋白加重,水肿更加明显,死亡率很高。

3. 胎盘早期剥离 由于高热、休克、尿毒症及出血等,使病情更为严

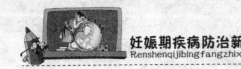

重、复杂。

4. 腔道及颅内出血 可引起昏迷、抽搐和颅内出血而危及生命。

5. 继发感染 多为肺炎、尿路感染及败血症等。

（四十三）妊娠期流行性出血热的防治

1. 妊娠期流行性出血热的预防

（1）灭鼠、防鼠是预防本病的关键措施。

（2）灭螨和防螨，居住环境内可用药物灭螨，保持室内清洁干燥，定期曝晒被褥，不坐卧草堆。

（3）加强个人防护，妥善保存好食物，以防招引野鼠，防止食品、餐具被鼠类及其排泄物污染，不用手直接与鼠类接触。

（4）妊娠前后严禁到出血热疫区。

2. 妊娠期流行性出血热的治疗

（1）早期卧床休息，给予高蛋白、多维生素及易消化的饮食。

（2）维持水、电解质平衡。

（3）应用抗病毒药物及免疫调节药治疗。

（4）少尿期给予利尿药。

（5）高热者给予激素。

（6）低血压期应尽早、快速、适量补充血容量。

（7）纠正酸碱平衡失调。

（8）防治感染，应用抗生素。

（9）积极防治流产、早产、死胎及胎盘早期剥离，以防大出血导致母亲死亡。

（四十四）妊娠期艾柯病毒感染的临床特点

艾柯病毒可分为多型，各型致病力及所致疾病不尽相同。最常见的临床特点为咽痛、咳嗽、鼻塞、流涕及发热等潜伏期症状。于2～10日后，突然剧烈头痛、呕吐、颈项强直并伴有寒战、嗜睡、眩晕、颈背部疼痛、怕光、感觉异常、肌痛及腹痛等。可出现皮疹,皮疹呈斑丘疹或荨麻疹样。脑膜刺激征常在发病后 1～2 日明显。患者一般情况良好,神志大多清晰。脑脊液细胞数多少不等,且与疾病的严重程度并不一定成正比。一般在 10 日内脑脊液中的糖和氯化物即恢复正常;蛋白质轻度增多,但也可在正常范围内。脑膜炎病程一般为 5～10 日,患者迅速恢复而无后遗症。

妊娠早期感染艾柯病毒,可致胎儿宫内感染。有报道,可致胎儿先天畸形。新生儿感染艾柯病毒,可因急性肝细胞坏死而死亡。本病无特殊治疗,可采取对症处理,防治感染和并发症。孕期感染艾柯病毒者应注意排除胎儿畸形。新生儿应隔离并密切观察病情变化,积极防治肝脏损害。

(四十五) 妊娠期脊髓灰质炎的临床特点

脊髓灰质炎是由脊髓灰质炎病毒引起的急性肠道传染病。病毒主要侵犯脊髓颈腰段运动神经细胞,引起肢体不同部位的迟缓性瘫痪。孕妇对本病的易感性比非孕妇高 2 倍。临床上大多数患者表现为发热、肢体疼痛、咽痛或感冒样症状,甚至有隐性感染无症状者,后者无瘫痪。

妊娠期脊髓灰质炎,病毒可经胎盘传染给胎儿,引起宫内感染。妊娠早期感染脊髓灰质炎病毒,流产和围生期死亡率增高,可引起胎儿先天性心脏病。妊娠晚期感染脊髓灰质炎病毒,新生儿体重减轻。曾有娩出肢体弛缓性瘫痪的新生儿和生后第四日出现弛缓性瘫痪的新生儿的报道。目前遇到更多的是幼年时所患脊髓灰质炎致残后遗症者妊娠后,由于体格矮小,骨盆、腰骶椎、下肢等变形,腰肌、股肌和腹肌麻痹等因素,给分娩造成不同程度的困难。因此,要根据患者具体情况选择适当的分娩方式。

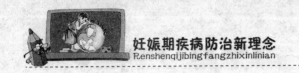
（四十六）妊娠期巨细胞包涵体病的临床特点

孕妇患巨细胞包涵体病后可出现全身不适、乏力、低热、咽喉疼痛、肌肉疼痛、纳差。发热2～6周不退。全身浅表淋巴结肿大，肝脾肿大，肝功能异常。部分孕妇有咳嗽、气急、胸闷、胸痛、咳痰等肺炎表现。可出现宫颈炎、白带增多、下腹痛及腹膜刺激症状。外周血异形淋巴细胞增多可达 0.3 以上。

（四十七）妊娠期巨细胞包涵体病传染给胎儿的途径

巨细胞包涵体病是由巨细胞包涵体病毒引起的疾病。妊娠期包涵体病是由宫内巨细胞包涵体病毒传染给胎儿的，其传播途径有：

1. 经胎盘传播　孕妇感染巨细胞病毒后，通过胎盘将此病毒传染给胎儿。母亲在感染后可产生抗体，再次怀孕时，其胎儿受感染的机会较少，或症状较轻，甚至无症状，但不能完全阻止垂直传播的发生。

2. 产道传播　胎儿出生经产道时传染本病（经宫颈感染新生儿的感染率为40％）。孕妇可无感染病史，但在其尿或宫颈分泌物中却分离到此病毒，且在刚出生的新生儿各组织器官中找到带包涵体的巨细胞包涵体病毒。

3. 其他途径传播　胎儿出生后感染巨细胞包涵体病毒的途径有母乳（血清反应阳性的孕妇有 25％产后乳汁排毒）、产母唾液、粪便、月经血、呼吸道、输血及脏器移植等。

（四十八）巨细胞包涵体病能损害胎儿

本病发病以第一胎为最多，可能因为母亲抗体滴度增加，使以后的胎儿免受感染。先天性巨细胞包涵体病可导致死胎、流产、早产或胎儿畸形。少数新生儿出生后即有明显表现,全身皮肤出现紫癜、瘀点、瘀斑、黄疸、肝脾大、小头畸形、脉络膜视网膜炎、智力低下、运动障碍,亦可造成宫内生长障碍(小样儿),或出生后生长缓慢。上述表现并非每个患儿都存在。大多数患儿早期不能确诊,出生后数月或数年才出现症状,如癫痫、两侧肢体瘫痪、耳聋、视神经萎缩及听力丧失。有些患儿动作过多、共济失调、言语及行为障碍、学习困难等。

少数无症状先天性巨细胞包涵体病患儿,体格发育可能正常,但可有先天性畸形和听力损害。

(四十九)先天性巨细胞包涵体病早期诊断困难

先天性巨细胞包涵体病主要发生于新生儿及婴幼儿期,是宫内病毒感染而导致胎儿畸形的,其临床表现缺乏特异性。患儿主要症状是黄疸、肝脾大及高热,体温 40℃ 左右,但也可正常;皮肤可见出血点、紫癜、瘀点及瘀斑等。极易误诊为败血症、先天性胆管梗阻、新生儿肝炎、先天性弓形虫病、先天性风疹综合征及先天性血液病等。

本病可出现贫血及血小板减少,外周血可见较多的异形淋巴细胞;还可见黄疸及丙氨酸氨基转移酶升高等,酷似传染性单核细胞增多症。由于本病病毒分离需要的条件高且生长缓慢,血清学检查早期缺乏诊断意义,加之临床医生对本病警惕性不高,更易忽视本病的早期诊断,不少患儿直至出现智力低下、运动障碍、脑性瘫痪等表现时才被明确诊断。

(五十)妊娠期巨细胞包涵体病的防治及预后

1. 妊娠期巨细胞包涵体病的预防

(1)终止妊娠:凡孕妇妊娠早期发现有巨细胞病毒原发感染或羊水细胞中有巨细胞病毒抗体,均应终止妊娠,以免发生先天性巨细胞包涵体病,贻害家庭和社会。

(2)预防接种:预防接种可产生抗体及对巨细胞病毒的细胞免疫,易

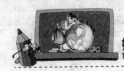

感者应接种减毒活疫苗,以减少巨细胞病毒感染。

(3)免疫球蛋白预防:巨细胞病毒高价免疫球蛋白可以保护血清巨细胞病毒阴性骨髓移植受者,防止巨细胞病毒感染。

(4)孕妇避免输入新鲜血液:以防因输入新鲜血而引起巨细胞病毒感染。必要时可经特殊处理后再输入。

2. 妊娠期巨细胞包涵体病的治疗　目前对本病尚无特殊疗法,较有前途和有效的抗巨细胞病毒药物是丙氧鸟苷。它是无环鸟苷的衍生物,其疗效比无环鸟苷强 50～100 倍,用量为 5～10 毫克,分 2～3 次静脉给药,一般用药第 3～5 日即可见到明显作用,疗程为 10～14 日,维持用药数月至数年,以防复发。要做好对症治疗和护理工作,隔离患儿,对其排泄物要进行消毒。

3. 妊娠期巨细胞包涵体病的预后　本病患儿病死率高,后遗症较多,多死于肝硬化。有部分宫内感染的患儿能够存活而无明显后遗症。

十三、妊娠期传染病

妊娠期妇女可能发生一些常见的传染病,因而引起孕妇营养不良、贫血、发热及心、肝、肾、肺的损害,又可传染给胎儿和新生儿,导致流产、早产、死胎及宫内发育迟缓等,且大多数治疗传染病药物对胎儿有严重损害。

(一)妊娠期李斯特菌病感染新生儿的方式

李斯特菌是革兰阴性杆菌,感染多发生于新生儿、免疫缺陷患者、妊娠期及产褥期妇女,可导致胎儿或新生儿全身多器官组织的肉芽肿或细胞坏死。新生儿发病占全部病例的 $26\%\sim75\%$,病死率高达 $40\%\sim50\%$,早产儿可达 73%。感染新生儿的方式有:

1. 母亲有本病的菌血症时,细菌可从母亲血流通过胎盘和肺静脉到达胎儿体循环。

2. 母亲阴道或子宫内膜感染引起羊水感染,或胎儿通过产道时吸入或吞入受感染的羊水而感染。

3. 出生后从周围环境中受感染,可在新生儿之间相互传染。

(二)妊娠期李斯特菌病对胎儿的不良影响及防治

1. 妊娠期李斯特菌病对胎儿的不良影响

(1)早发型:新生儿出生后立即或数日内发病,可见败血症(很多内脏器官有肉芽肿或坏死病灶,如肝、脾、脑、肺、肾上腺及淋巴结等),形成圆形脓肿或溃疡。患儿表现为发热(38℃左右)、呕吐、拒食、腹泻、嗜睡、

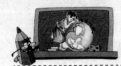
黄疸及肝脾大。有时有鼻炎,结膜炎,皮肤丘疹、疱疹或紫癜。重症者有体温不升,呼吸困难,发绀,呼吸暂停,可并发脑膜炎等。患儿母亲常在分娩前数周患流感样病症,分娩时母亲发热,羊水可染成绿色或棕色。胎儿往往早产。

(2)晚发型:本型多见于足月新生儿,出生后1～6个月出现上述症状,但病情较轻。

2. 妊娠期李斯特菌病的防治　育龄妇女有泌尿生殖系统李斯特菌感染者,应迅速彻底治疗。孕妇有流感样病症时,应立即给予抗生素治疗,可预防暴发性新生儿败血症。应用氨苄青霉素、青霉素及红霉素等抗生素治疗,均有抑菌作用。所有头孢霉素类对本病无效。早期诊断较易,可从胎粪、结膜、羊水及外耳道处取标本涂片做革兰染色检查病原菌。

3. 妊娠期李斯特菌病的预后　脑膜炎型存活者可后遗脑积水及智力低下。

(三)妊娠期感染弓形虫病的临床特点

一般妊娠早期感染弓形虫病者,常引起流产和早产,也可引发胎儿畸形。妊娠晚期感染弓形虫病者,则可引起死产。妊娠期无论为显性或隐性感染弓形虫病,均可经胎盘传染胎儿。其临床特点如下:

1. 淋巴结肿大　约有90%出现淋巴结肿大,最常见的部位为颈部、锁骨下、锁骨上、腋窝及腹股沟。淋巴结有压痛,无化脓,无融合。可伴有肝脾大、皮疹、头痛及肌肉疼痛等。一般预后良好。

2. 神经系统损害　有脑膜炎型、脑炎型及癫痫型。

3. 眼部损害　可有脉络膜炎、脉络膜视网膜炎及虹膜睫状体炎等,多侵及单侧。

4. 心脏损害　可出现心肌炎、心包炎及心脏扩大等。

5. 呼吸系统损害　可有扁桃体炎、间质性肺炎及支气管肺炎,有结核中毒症状,如低热、干咳、纳差、消瘦及多处淋巴结肿大等。

（四）妊娠期感染弓形虫病的病原学

弓形虫病或弓形体病是由弓形虫原虫所致的一种人畜共患的寄生虫传染病。广泛分布于世界各地，严重危害人畜健康。本病的病原体是弓形虫原虫，因其滋养体的形状呈新月状而得名。以猫和猫科动物为其终末宿主和传染源，而中间宿主是人、猫和猫科动物、哺乳动物、鸟类、鱼类和各种家畜、家禽。

先天性弓形虫病是由于孕妇原发性感染，处于原虫血症阶段时，原虫从母亲血流进入胎盘至胎儿体内而发生的先天性弓形虫病。本病为全球性，世界约 1/3 人口呈阳性血清抗体反应，感染率为 25%～50%，欧美可达 50% 以上，我国感染率为 1.87%～38.42%，并有逐年增多趋势。

（五）先天性弓形虫病对婴儿的损害

先天性弓形虫病早期感染胎儿后，可导致流产及畸形。后期感染可致早产、死胎或分娩的新生儿出现本病表现，如将近分娩时感染，新生儿出生时可以是健康的，但数月后出现症状。

1. 全身损害 常见有发热、贫血、呕吐、发绀、水肿、斑丘疹、黄疸、肝脾大、心肌炎及淋巴结肿大。多可迅速死亡。

2. 中枢神经系统损害 主要有脑积水、脑钙化及多种脑发育畸形。表现为脑炎、脑膜炎及脑膜脑炎。常见抽搐、肢体强直、脑神经瘫痪、运动和意识障碍与癫痫。可在发病数月或数周死亡。如有幸存活者常遗留多种后遗症。

3. 眼部损害 常见有眼球变小、畸形、失明。

4. 隐匿型损害 本型约占 80%。出生时可无任何症状，于数月或数年才出现神经系统或脉络膜视网膜炎症状。

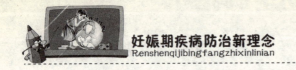
（六）弓形虫病传染给孕妇的途径

弓形虫在生活史中有 5 种不同的形态，即滋养体、包囊、裂殖体、配子体及卵囊。在猫和猫科动物体内只有滋养体和包囊两种形态。在弓形虫的传播中，意义最大的是卵囊和包囊，其次是滋养体。人感染弓形虫病的途径有：

1. 经口传播

（1）经粪便传播：猫粪便中的卵囊在外界气温 20℃～28℃的环境中，3～4 日后即变为含有孢子的粪孢囊，经口食入后即可感染。

（2）经生肉、生乳、生蛋等传播：猫、狗、羊、鸡等各种脏器内几乎都有弓形虫，故凡食用未煮熟的肉者可能发生急性弓形虫病；食用未消毒的牛奶和生蛋也可感染。

2. 接触传播 猫、兔、狗的痰和唾液中都有弓形虫，因此凡与猫、狗逗玩，手、脸被舐也可受染。

3. 输血和器官移植传播 输入含有弓形虫的血液和移植含有弓形虫的器官，均可受染。

（七）实验室检查有助于先天性弓形虫病的早期诊断

根据典型的临床表现，如脉络膜视网膜炎、脑积水、小头畸形、眼球过小及脑钙化等，可考虑有本病的可能。确诊必须检出病原体，但其检出的阳性率不高。其他试验，如亚甲蓝染色试验、间接免疫荧光试验、直接凝集反应等，适用于后天性弓形虫病的诊断。惟有免疫球蛋白 M 免疫荧光试验，感染 5～6 日即出现阳性结果，可持续 3～6 个月，适用于早期诊断。由于免疫球蛋白 M 的分子量大，母体的免疫球蛋白 M 一般不能通过胎盘传给胎儿，如果新生儿血清中含有抗弓形虫免疫球蛋白 M，则可诊断为先天性弓形虫病。

（八）妊娠期弓形虫病的防治

1. 预防

（1）做好人畜的粪便管理,防止食物被囊合子污染。

（2）不食用未煮熟的肉、蛋及乳类等食物,饭前洗手。

（3）孕妇早期用血清学方法检查抗体,抗体阴性者重视预防措施,保护胎儿不受感染。

（4）检查发现胎儿已感染弓形虫病者,可考虑终止妊娠。

2. 治疗

（1）已证实有先天性感染的患儿,给予乙胺嘧啶,每日 1 毫克/千克体重,磺胺嘧啶每日 50 毫克/千克体重及叶酸每日 0.1 毫克/千克体重,将上述三药制成粉剂,每日分 2 次口服,连服 3 周。在第一年中重复 2～3 个疗程,用药期间每周检查外周血红细胞、白细胞及血小板。

（2）对孕母怀疑或确定有弓形虫感染者,胎儿出生后即用螺旋霉素,每日 50 毫克/千克体重,共用 3 周。

（3）母亲在孕期患弓形虫病,可用螺旋霉素治疗,每日 2～3 克,分 4 次口服,给予 3 周,停 2 周,如此重复服药直到临产。

3. 预后　弓形虫病有 20%～50% 的致盲率,脑损害可达 40%～100%,故患先天性弓形虫病者智力及运动发育落后,发病率相当高。

（九）妊娠期感染钩虫病的途径

妊娠期感染钩虫病的途径:①妊娠前后经皮肤感染。②食入染有感染性蚴虫的食物,经口、胃直接进入小肠发育为成虫。③经口腔黏膜或食管黏膜侵入血循环。

（十）妊娠期钩虫病的临床特点

钩虫病是由十二指肠钩口线虫(简称十二指肠钩虫)和美洲板口线

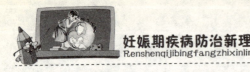

虫(简称美洲钩虫)寄生于人体小肠所引起的疾病。

孕妇感染钩虫病后1～2个月,逐渐出现上腹部隐痛或不适、纳差、消化不良、腹泻或腹泻与便秘交替、消瘦及乏力等。中度以上感染者,可出现嗜异癖,喜食生米、生果子、泥土、沙石、破布及碎纸等。有的孕妇并发消化道大出血,常有持续性黑便,伴有上腹痛与贫血,易误诊为消化性溃疡出血。

孕妇感染钩虫病后3～5个月,可出现进行性贫血,常表现头晕、眼花、耳鸣、乏力、活动后心悸、气短、表情淡漠及皮肤呈蜡黄色等。可出现面部及双足水肿,严重者出现腹水及全身水肿等。

实验室检查见血红蛋白降低,红细胞大小不一,中心淡染区扩大,大便隐血试验持续阳性,大便检查可发现钩虫卵。

（十一）妊娠期钩虫病的不良后果及防治

1. 钩虫病孕妇极易合并妊娠高血压综合征、贫血性心脏病、心功能不全、产后感染及分娩无力,造成难产等。妊娠期钩虫病可引起严重贫血,发生流产、早产、死胎、胎儿发育停滞、低体重儿及新生儿营养不良等。新生儿死亡率增高。

2. 国内钩虫病多系两种钩虫混合感染,故应采用两种驱虫药联合治疗,如口服左旋咪唑50毫克与噻嘧啶750毫克。但孕妇应慎用或忌用因对胎儿不利。可改用奥苯达唑(丙氧咪唑),每日10毫克/千克体重,半空腹时顿服,连服3日。本药不良反应为乏力及头晕,但程度较轻,时间又较短暂,不影响肝肾功能及血常规。未见报道有致畸作用。

3. 妊娠前后做好个人防护,防止钩虫幼虫侵入皮肤。不吃生菜,可防止钩虫幼虫经口感染。

（十二）孕妇感染血吸虫病的途径

血吸虫病是一种人畜共患的寄生虫病。有3种类型即日本血吸虫、埃及血吸虫和曼氏血吸虫。在我国致病的是日本血吸虫,简称血吸虫病,主要分布在长江两岸及华南地区。血吸虫卵随人畜粪便排出后,在适宜的河水中孵化为毛蚴,然后侵入钉螺体内发育为尾蚴,尾蚴逸出于水中,经皮肤感染人畜,最后在门静脉系统的肠系膜静脉中定居发育为成虫。成虫产卵期可达 20 年以上。

(十三)妊娠期血吸虫病的临床特点

1. 接触疫水后,尾蚴侵入处皮肤出现红色点状皮疹并有痒感。尾蚴经肺脏可有咳嗽及咯血。

2. 1 个月后突然发病,有畏寒、高热及盗汗,重者神智迟钝、荨麻疹、腹痛、腹泻、粪便带血和黏液、肝脾大。

3. 白细胞计数及嗜酸粒细胞均明显增高。

4. 慢性血吸虫病有腹泻或菌痢样黏液脓便,时发时愈,持续数月至数年,肝脾大。

5. 重症可发展为肝硬化,有腹水、呕吐及便血等。

6. 晚期血吸虫病可有巨脾、腹水及侏儒。

7. 急性期大便孵化可找到血吸虫卵及毛蚴。慢性期直肠黏膜活检压片可查到血吸虫卵。

(十四)血吸虫病对妊娠的不良影响

血吸虫病可分急、慢性及晚期三型。慢性血吸虫病可影响妊娠和分娩。

1. 妊娠合并血吸虫病者,其免疫功能降低,尤其于产后、流产后或手术产后可诱发急性血吸虫病。

2. 妊娠合并急性血吸虫病者,可引起流产、早产、死胎或胎儿宫内发育迟缓。

3. 患有晚期血吸虫病肝硬化的孕妇,病情可恶化,出现腹水、肝衰竭

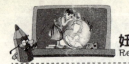
和食管静脉曲张破裂出血，危及母子生命。

4. 血吸虫病者妊娠，可引起严重贫血，导致胎儿宫内发育停滞或死于宫内。

5. 慢性血吸虫病患者妊娠，由于骨盆狭窄，可致分娩困难，多行剖宫产。

6. 血吸虫病患者妊娠，易并发重度妊娠高血压综合征。

7. 血吸虫病患者妊娠，可致临产前后出血。

8. 虫卵不能通过胎盘，对胎儿无直接影响。

9. 血吸虫病患者常伴有肠道多种寄生虫的混合感染，影响孕妇营养吸收，可致孕妇营养不良和维生素缺乏。

（十五）妊娠期血吸虫病的治疗

1. 合并血吸虫病的妊娠妇女绝大多数为慢性，因抗血吸虫病药物均有不同程度的不良反应，为了减少药物对胎儿的不良影响，可待产后或断奶后再行治疗。

2. 对急性血吸虫病，可应用吡喹酮，每次 0.6 克，每日 3 次，连服 2 日。不良反应有头晕、头痛、乏力、关节酸痛、恶心、呕吐、纳差、腹痛、腹泻、多汗及肌束震颤等。于停药后 2～3 日内自行缓解，不需处理。

3. 晚期血吸虫病并发巨脾、肝硬化或食管胃底静脉曲张者不宜妊娠。凡已妊娠者应于早期行人工流产。

4. 慢性血吸虫病继续妊娠者，在孕期内应加强营养，积极有效的纠正贫血，如同时合并钩虫感染者，待贫血好转后再行驱钩虫治疗。

5. 密切观察病情变化，防治并发妊娠高血压综合征。

6. 临产时，除骨盆狭窄分娩困难者行剖宫产术外，均应考虑经阴道分娩，以防因肝功能受损及凝血障碍所致大出血。

7. 分娩后为防治感染，可给予抗生素。

（十六）疟疾类型

疟疾是疟原虫经按蚊传播而引起的寄生虫病。疟原虫经血液侵入肝细胞和红细胞内寄生繁殖，使红细胞成批破裂而发病。

1. 间日疟 寒热呈间日定时发作。

（1）寒战期：突然畏寒，剧烈寒战，面色苍白，口唇和指端青紫，寒战持续 10 分钟至 2 小时后进入高热期。

（2）高热期：寒战停止后，体温迅速上升，常高达 40℃ 或更高，面色潮红，烦躁口渴，全身酸痛，甚至谵妄，皮肤干热，持续 2～6 小时后进入出汗期。

（3）出汗期：发病 3～7 小时后，患者全身大量出汗，体温迅速下降至正常或低于正常。持续 2～4 小时。患者有疲乏感。

2. 三日疟 寒热发作与间日疟相似，但为 3 日发作 1 次，周期较规律。每次发作时间较间日疟稍长。

3. 卵形疟 同间日疟，但较轻。

4. 恶性疟 起病缓急不定，热型多不规则，常先出现畏寒、乏力、全身酸痛、恶心及呕吐。寒战可不明显，出现间歇性低热、弛张热或持续高热，也可每日或间日出现寒热发作。严重者可致凶险发作，导致弥散性血管内凝血。同时，可出现肝脾大及贫血。

（十七）妊娠期感染疟疾对胎儿的不良影响

孕妇患疟疾可引起流产、早产及死胎。孕妇体内的疟原虫可在胎盘滋生，引起胎盘病变，从而传染给胎儿；或在分娩时通过有损伤的阴道传染给胎儿，使胎儿患先天性疟疾。先天性疟疾是新生儿致死的原因。新生儿突然持续高温，但多无典型发冷期。有拒食、恶心、呕吐、腹痛、腹泻、脱水及休克。重者可出现烦躁不安、抽搐、昏迷、呼吸衰竭、脑水肿、严重贫血、消瘦、水肿及肝脾迅速增大等。

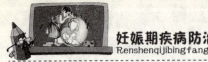

新生儿疟疾病死率较高。先天性疟疾是一种严重的疾病,应加强预防。但先天性疟疾无细胞外期,只要经过治疗不会复发。

（十八）妊娠期疟疾的防治

1. 妊娠期疟疾的预防

（1）灭蚊是消灭疟疾的重要措施,应全民动员掀起爱国卫生运动,消灭蚊虫孳生地,清除积水及杂草。

（2）根治传染源,根治疟疾患者及带疟原虫者。在发病率较高的地方对 15 岁以下儿童或全体居民进行抗复发治疗。

（3）保护易感人群,防蚊叮咬,预防服药,在高疟区对外来人员及全体居民在整个流行季节进行预防服药,如乙胺嘧啶 25 毫克,每周 1 次或 50 毫克,每 2 周 1 次。孕妇不宜用磷酸哌喹,因可引起胎儿先天性神经系统损害,如耳聋、脑积水及四肢缺陷。

2. 妊娠期疟疾的治疗

（1）咯萘啶（疟必停）,第一日口服 2 次,每次 0.3 克,间隔 4～6 小时,第二、三日各口服 1 次。与乙胺嘧啶合用可增强疗效,延缓抗药性的产生,防止复发。

（2）妊娠期不宜服用哌喹、伯氨喹啉,可改在产后服用。孕妇服用奎宁、阿的平及环氯胍等抗疟药均不理想,现已少用。

（3）重症者可酌情输液。高热或昏迷者,输液和氟美松静脉滴注。抽搐者,应用镇定药如安定等。脑水肿与呼吸衰竭者,应用 20%甘露醇静脉推注。脱水者输入生理盐水和葡萄糖溶液等。

（十九）妊娠期脑型疟疾的临床特点

脑型疟疾主要见于恶性疟,又称昏迷型疟疾,因为脑型疟疾的临床特点类似急性脑炎或脑膜炎,故称脑型疟疾。为凶险型疟疾的一种类型,病情险恶。因为疟疾死亡的患者 90%以上是脑型疟疾。

在高疟区及暴发流行区,脑型疟疾占恶性疟的 2‰～8‰,多见于缺乏免疫力的小儿、初进疟区的外来人员及未及时治疗者。脑型疟的临床特点:①发热,体温 38.5℃～40℃,甚至 41℃以上。②初为剧烈头痛、恶心、呕吐、烦躁不安及行为反常。③进一步发展出现嗜睡、谵妄、昏迷及抽搐(局部或全身,一侧或双侧,阵发性或频发)。④大小便失禁,瘫痪或偏瘫。脑膜刺激征阳性。⑤脑脊液压力增高,细胞数可轻度增加。⑥多死于脑水肿、呼吸衰竭及循环衰竭。⑦妊娠合并脑型疟疾,可引起流产、早产及死胎,使疟疾病情进一步加重,导致孕妇死亡率增高。本型体温过高或体温不升、嗜睡、昏迷超过 3 日者,母子预后均不良。

本型诊断主要靠流行病学史,在流行区内的孕妇,或曾去过流行区,或妊娠前后外地来的易感妇女,即应怀疑脑型疟疾的可能性,在外周血中查到疟原虫可确诊为疟疾。

(二十)妊娠期脑型疟疾的抢救

原则上应早期用药,尽快给予强效的抗疟药,尤其对于无免疫力或免疫力低的恶性疟孕妇更需及时正确处理,以免导致早产、流产、死胎不下及引起弥散性血管内凝血,如已发生脑症状或弥散性血管内凝血,更应紧急抢救,以减少母子死亡。

1. 抗疟治疗 应及早采取强效、速效抗疟药以控制发作。由于昏迷或嗜睡,多用注射给药,醒后再改用口服。如已终止妊娠,首选氯喹或咯萘啶,或联合用药。

2. 激素治疗 可用氟美松 5 毫克,肌内注射,每 4～6 小时 1 次;亦可 10 毫克静脉滴注。激素有抗炎、解毒、退热、减轻毛细血管壁通透性的作用,可以防止脑水肿。

3. 支持疗法、对症治疗及防治并发症 密切注意孕妇的液体及电解质平衡,必要时可输血;对症治疗包括降温、镇定、止痉、利尿、抗心力衰竭、抗感染等。

4. 其他治疗 必要时可终止妊娠。

5. 加强护理　做好昏迷及产科护理,保持呼吸道通畅、防治吸入肺炎,防止产褥感染及压疮。

(二十一) 妊娠期钩端螺旋体病的临床特点

钩端螺旋体病(简称钩体病)是由不同血清型的致病性钩端螺旋体(简称钩体)所引起的一种自然疫源性急性传染病。当人接触带菌猪、鼠类等动物的尿液污染的水时,钩体便通过皮肤和黏膜进入体内而发病。临床特点是:

1. 以夏秋季(6～10月)多见,南方、西南方各省及自治区较严重,可全年散发。

2. 发病急骤,有高热、畏寒、寒战、头痛、肌肉疼痛、腓肠肌痛和压痛、眼结合膜充血、表浅淋巴结肿大、出血性皮疹和出血倾向。

3. 流感伤寒型,轻者似"感冒",发热而全身症状不明显;重者发热41℃或更高,有烦躁、谵语、昏迷、抽搐,甚至呼吸、心跳骤停。可有不同程度皮肤黏膜出血。

4. 肺大出血型,有不同程度咯血,面色极度苍白或青灰,口唇发绀,心悸,烦躁,呼吸增快,严重者口鼻大量涌血。

5. 黄疸出血型,以黄疸、出血及肾损害为主要表现。

6. 脑膜脑炎型,于发病数日后出现严重头痛、呕吐、烦躁不安、嗜睡、神志不清、谵妄,重者昏迷、抽搐、急性脑水肿、脑疝及呼吸衰竭等。

7. 恢复期多数患者退热后即获痊愈,不留后遗症。

(二十二) 妊娠与钩端螺旋体病的相互影响

1. 未接受钩体菌苗注射的孕妇,易发生肺大出血,是母子死亡最主要的原因。

2. 钩体可经胎盘进入胎儿体内而发生先天性钩体病。

3. 可引起流产、早产、死胎或死产,还可引起胎盘早期剥离、妊娠高血压综合征及弥散性血管内凝血。

4. 妊娠期钩体病,围生期死亡率增高。

(二十三) 妊娠期钩端螺旋体病的防治

妊娠期钩端螺旋体病的防治:①灭鼠。②治疗患者。③管理好牲畜。④加强个人防护,避免在河沟内或池塘内涉水或洗衣物。⑤及时接受多价钩体菌苗预防注射。⑥应用青霉素治疗,剂量不宜过大,每次 40 万单位,每 6～8 小时 1 次,严重者可静脉滴注。

赫氏反应多出现在首剂应用青霉素半小时至 4 小时内,是因为用大剂量青霉素杀死钩端螺旋体后释放出的毒素所致。主要临床表现为突然寒战、高热、头痛、全身酸痛、呼吸及心跳加快、血压下降、休克、体温骤降、四肢发冷及意识不清等,持续半小时至 1 小时。因此,为预防赫氏反应的发生,青霉素首次药量不宜过大。可用激素及镇静药预防。

(二十四) 妊娠期感染蛔虫病的途径

蛔虫病是蛔虫寄生于人体所致的最常见的寄生虫病,在农村本病相当普遍。蛔虫发育不需要中间宿主,雌雄虫交配后,雌虫产卵。受精卵随粪便排出后,在温度、湿度及氧气适宜的条件下,经约 2 周时间发育成卵内胚蚴,25～26 日后即具有感染性。感染性胚蚴随食物或水被孕妇吞下,卵壳经肠液消化作用,几小时内幼虫即破壳而出,并侵入肠黏膜,由 3 种途径到达肺脏:①蛔蚴穿过肠黏膜微小血管进入门静脉,经过肝脏、下腔静脉、右心而到肺脏。②蛔蚴穿通肠壁进入腹腔,随后再穿过肝脏或胸腔到达肺脏。③蛔蚴穿过肠黏膜淋巴管,再到胸导管,又经右心而到达肺脏。

大多数幼虫经 1～10 日内移行至肺脏,在肺泡内两次脱皮逐渐长大,顺小支气管、气管、咽喉再被吞咽下去,又经食管、胃到达小肠,在小肠内发育为成虫。

（二十五）蛔虫幼虫可引起异位损害

部分幼虫在移行过程中可误入歧途引起异位损害：①移行到眼球可引起失明。②移行到肝脏可引起肝大及肝脓肿。③误入脾脏，可引起脾大、脾脓肿、脾梗死及脾破裂等。④误入脑可引起癫痫发作、脑梗死、脑脓肿等。⑤误入肾脏可引起肾脓肿、肾梗死及血尿等。⑥误入胰腺可引起胰腺坏死。⑦误入心肌可引起心肌梗死。⑧误入脊髓可引起瘫痪。⑨误入甲状腺可引起化脓性炎症及甲状腺肿大。⑩误入耳、膀胱、尿道、子宫及阴道等可引起相应损害表现。

（二十六）妊娠期感染蛔虫病的临床特点

1. 蛔蚴引起的症状　吞食大量感染性虫卵，8～9日后出现发热、荨麻疹、干咳、哮喘样发作、痰中带血丝、乏力及纳差等。严重者可出现蛔虫性出血性肺炎。

2. 成虫引起的症状　出现纳差、恶心、呕吐、腹痛、腹泻及便秘。严重感染可引起营养不足、体重减轻、顽固性荨麻疹、血管神经性水肿、低热及嗜酸粒细胞增多症等。

（二十七）妊娠期蛔虫病引起的并发症

肠蛔虫通常处于安静状态，当孕妇出现妊娠呕吐、高血压及感染等，刺激蛔虫引起骚动，可导致严重不良后果。常见有以下并发症：

1. 胆道蛔虫症　于剑突下、右上腹部突然出现阵发性剧烈绞痛，并向右肩胛部及腰背部放射。患者坐卧不安，弯腰弓背，用拳顶按，全身冷汗，面色苍白，常伴有剧烈恶心、呕吐，可吐出胆汁或蛔虫。若继发细菌感染，可出现高热及白细胞增高。若并发急性出血坏死性胰腺炎时可发生休克。

2. 蛔虫性肠梗阻 孕妇少见。

3. 肠穿孔及腹膜炎 多与肠梗阻并发。肠穿孔时剧烈腹痛,呕吐频繁,腹胀,腹肌紧张,肠鸣音减弱或消失。

4. 阑尾蛔虫症与阑尾炎 蛔虫进入阑尾可引起阑尾蛔虫症,继发细菌感染可发生阑尾炎,甚至阑尾穿孔。

5. 蛔虫肝脓肿 蛔虫窜入肝脏并发细菌感染时,可出现寒战、高热及右上腹痛。

6. 其他并发症 可引起小肠病变、蛔虫卵性结核样肉芽肿、蛔虫阻塞肺动脉及其他并发症。

(二十八)蛔虫病对妊娠的不良影响

蛔虫病对妊娠的影响:①少量成虫寄生于小肠对妊娠影响不大。②大量成虫寄生于肠道,可致孕妇营养不良,影响胎儿生长发育。③短期内吞食大量感染性虫卵合并严重感染,可出现蛔虫性肺炎、咯血及呼吸困难,可致胎儿宫内窒息和发育迟缓。④妊娠合并胆道蛔虫症、肠穿孔、腹膜炎、阑尾炎及肝脓肿等,均可导致流产、早产及死胎等。⑤妊娠合并蛔虫病并发严重感染,母胎死亡率增高。

(二十九)妊娠期蛔虫病的治疗

1. 不可应用驱蛔灵,因服药后可引起血清病样反应、中毒性肝炎、严重的过敏性紫癜及溶血性贫血,甚至因呼吸、循环衰竭而死亡。

2. 妊娠早期忌用左旋咪唑,除可引起肝肾功能损害外,还有致胎儿畸形的作用。

3. 妊娠期禁用甲苯达唑,动物实验表明,本药有致畸胎作用。

4. 可应用奥苯达唑,本品为广谱驱肠虫药,不良反应轻微,无心、肝、肾及血液损害。10毫克/千克体重,每日1次,空腹服,连服3日。

5. 川楝素250毫克,睡前用温水服下。

6. 有并发症者,对症治疗。

（三十）妊娠期布氏菌病的传播途径

布氏菌病是由各型布氏菌引起的急性或慢性传染病,是自然疫源性疾病之一。国内多见于内蒙古、西北、东北等牧区,主要为羊型,牛型则散见于各大城市中。人群对布氏菌普遍易感。发病季节以春末夏初或夏秋之间为多。传播途径有:①牧民接羔为主要的传统途径,为家畜接生、剥牛羊皮、剪打羊毛、挤奶及切病畜肉类,甚至玩弄家畜都可得病。②经皮肤和黏膜感染,如肉类加工时病原菌从接触处的破损皮肤进入人体。实验室工作人员可因与染菌的器皿接触而感染。③进食染菌的未彻底消毒的乳制品和未煮熟的带菌畜肉类,布氏菌可自消化道进入人体。④布氏菌可通过呼吸道黏膜、眼结膜及性器官黏膜发生感染。

（三十一）妊娠期布氏菌病的临床特点

本病自然病程 3～6 个月,平均 4 个月。可分为急性期和慢性期,牛型急性期不明显。潜伏期 7～60 日,一般为 2～3 周。

1. 急性期 发病较缓,前驱期症状有软弱、失眠、低热、纳差及上呼吸道感染等症状。

(1)急性期临床特点为发热、多汗、乏力、关节肿胀、疼痛和活动受限。热型以弛张热为多见,而波状热最具特征。发热期为 2～3 周。无热期 3～5 日至 3 周,然后发热再起,如此循环起伏而呈波状型。

(2)多汗是布氏菌病的突出症状,出汗与退热相伴,多于深夜急骤退热时出现大汗淋漓、明显乏力和软弱。

(3)关节疼痛难忍,主要受累大关节,如骶髂、髋、膝、肩、腕及肘等。疼痛呈锥刺状,用一般镇痛药常不能缓解。

(4)有头痛、肝脾大、淋巴结肿大、皮疹、鼻出血及咳嗽等。

2. 慢性期　出现疲乏、无力、出汗、头痛、纳差、腹痛、腹泻或便秘、失眠、易激动、关节酸痛及背痛,以大关节受累者居多,肢体活动受限。

（三十二）妊娠期布氏菌病的并发症

1. 急性期易并发心肌炎、心内膜炎、血栓性静脉炎、支气管肺炎、胸膜炎、脑膜脑炎、脊柱炎、胆囊炎、肝脓肿、脾脓肿、卵巢炎、输卵管炎、子宫内膜炎、乳房胀痛、流产、早产及死胎等。

2. 慢性期可出现关节及脊柱强直、肌腱挛缩变硬、蛛网膜粘连、弥散性进展性脑膜炎伴脑神经损害、蛛网膜下隙出血、失语、发声困难、瘫痪及脑膜脑炎后遗症等。

（三十三）妊娠期布氏菌病的诊断

1. 患者曾在本病流行区居住或孕前孕后曾去过疫源地。

2. 患者曾有与家畜接触(直接或间接)的病史。

3. 发病后出现弛张热或波状热、多汗、关节痛、神经痛、卵巢炎、输卵管炎、子宫内膜炎、流产、早产及死胎,诊断可以基本成立。

4. 凝集试验或补体结合试验每周测定 1 次,有较高滴定效价或效价成倍升高者,具有诊断价值。

5. 慢性期患者的凝集试验多呈弱阳性或阴性,故宜做抗人球蛋白试验以助诊断。

6. 如不能区别自然感染和人工免疫,或疾病与活动性抑或非活动性时,可进行 2-巯基乙醇试验。如经 2-巯基乙醇处理后的凝集效价占处理前总效价的 20%～30% 以上,则提示为自然感染,且疾病为活动性。

（三十四）妊娠期布氏菌病的防治

其防治可遵循以下几点:①隔离病畜及患者。②加强粪、水管理,保

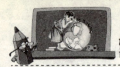

护水源。③加强畜产品的卫生监督。④做好个人防护,不饮生乳,不喝生水,不吃未煮熟的肉类。饭前洗手及预防注射。⑤急性期应卧床休息,给予足量液体及易消化的饮食。⑥适当给予解热镇痛药。给予 B 族维生素及维生素 C 等。⑦妊娠期禁用四环素类、土霉素类及磺胺类药物治疗。可给予红霉素每次 0.25 克,每日 4 次,整片吞服。

十四、妊娠期性病

性病在世界范围内流行甚广，近年来在我国也有明显上升趋势。妊娠期性病不但能给孕妇健康带来影响，还可影响胎儿发育，导致死胎。即使妊娠能保持到分娩，所生婴儿患病的几率也很高。早期埋伏期梅毒妇女的胎儿存活率固然在80％左右，但超过一半的孩子在幼儿期会成为先天性梅毒儿。

（一）妊娠期淋病的临床特点

淋病是由革兰阴性淋病双球菌引起，通过性交传播。女性可由男性感染淋病后通过性交传染，也可经传染的用具间接传染。临床特点有：①淋菌感染后，多在2周左右发病。②早期出现尿道口红、肿、痒、刺痛、白带增多；少数无症状。③出现尿道炎、尿道旁腺炎而有尿频、尿急、尿痛及尿不尽感。④前庭大腺受侵时，可出现外阴红肿、疼痛及破溃流脓。⑤感染淋病后于行经期向上扩散，引起宫颈炎、子宫内膜炎或输卵管及卵巢炎，出现畏寒、发热、恶心、呕吐、纳差、腹痛、腹泻及白带增多；可伴尿急、尿痛及尿频。外周血白细胞增高。⑥妊娠期感染淋病，极易引起血行播散，发生菌血症或脓毒血症，轻者全身不适及四肢关节酸痛；重者发生寒战、高热、全身肌肉关节疼痛，四肢和躯干相继出现丘疹、脓疱及坏死性皮损等，1周后可自行痊愈。⑦患播散性淋病时，膝、腕、踝及肘等关节肿胀、疼痛及活动受限，甚至发生脓毒性关节炎。多数可自行或经治疗后痊愈。⑧感染严重者可伴发心肌炎、心内膜炎及淋菌性脑膜炎等。

（二）妊娠期淋病的早期诊断

1. 配偶有冶游史或性滥交史。

2. 宫颈及尿道口红、肿及刺痛，白带增多。

3. 出现四肢关节肿胀、疼痛及活动受限。

4. 肢体和躯干相继出现各种形态的皮疹。

5. 凡出现上述 4 项时，均应检查淋病。包括：

（1）尿道内、尿道旁腺、宫颈管内及皮损处分泌物培养或直接涂片找淋菌。

（2）抽血做血培养。

（3）有脓毒性关节炎者，抽出滑膜液做培养或涂片找淋菌。

（4）取病变部位分泌物直接做荧光抗体试验，如查出淋菌即可确诊。

（三）淋病对妊娠的不良影响

1. 妊娠早期，可发生淋菌性盆腔炎，且病情多严重，主要表现为下腹痛、低热及白带多。

2. 妊娠中晚期，极易发展成播散性淋菌感染。

3. 播散性淋菌感染的孕妇，其胎儿及新生儿围生期死亡率增高，出生低体重儿，甚至引起新生儿淋菌性败血症。

4. 妊娠合并淋菌感染约有 1/3 流产、早产及死产。

（四）妊娠期淋病的防治

1. 注意个人卫生，配偶应严格避免婚外行为。

2. 孕妇有淋菌感染，应早诊断、早治疗。应用青霉素，每次 240 万单位，每日 2 次，肌内注射，注射前口服丙磺舒 1 克。

3. 播散性淋菌感染，应用青霉素，每次 420 万单位，静脉滴注，连用 3

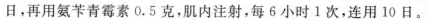

日,再用氨苄青霉素0.5克,肌内注射,每6小时1次,连用10日。

4. 对青霉素过敏者,可改用红霉素口服,首次1.5克,以后每次0.5克,每日4次,连用4日。

5. 应用盐酸壮观霉素,每次2克,肌内注射,病情严重者可用4克,肌内注射每日1次,连用2日。孕妇禁用淋必治,以防过敏。

6. 防治新生儿淋菌感染,与母体隔离观察,给予硝酸银或弱蛋白银点眼。立即进行治疗,青霉素每日5万单位/千克体重,分2次肌内注射或静脉滴注,连用7日。眼部用生理盐水冲洗,用青霉素和氯霉素药水交替点眼。

治疗后2周做宫颈管分泌物淋菌培养,每月做1次血培养,如未治愈者,可继续治疗。

(五) 妊娠期梅毒的临床特点

梅毒是由苍白螺旋体引起的慢性传染病,通过性交传染。目前,我国有流行趋势,不容忽视。临床特点是:

1. 潜伏期　梅毒螺旋体自表皮或黏膜破损处进入体内,3～4周的潜伏期后开始发病,有以下几个阶段。

2. Ⅰ期梅毒　又称硬性下疳,外阴部、宫颈及阴道黏膜发红、溃疡、边缘较硬,覆盖灰色薄痂,内含大量梅毒螺旋体。同时,腹股沟处淋巴结肿大,但无压痛。

3. Ⅱ期梅毒　出现硬性下疳6～8周后,在阴道下段及前庭部出现多种形态的Ⅱ期梅毒疹。斑疹、丘疹及滤泡或结节并存。并于阴唇、会阴及肛门周围出现扁平湿疣。

梅毒螺旋体已进入血液循环,多侵犯全身各组织器官。胸部、四肢皮肤出现红棕色斑疹,口腔、咽喉部黏膜出现红斑或灰黄色糜烂面,眉毛、睫毛脱落,腹股沟、腋窝、颈部和枕下淋巴结肿大。Ⅱ期梅毒病灶于10日内消失。

4. 隐性梅毒　多无临床表现,患者进入静止的隐匿阶段。如未及时治疗传染性极强,危害严重。隐性梅毒妇女妊娠后,胎儿可患先天性梅毒。

5. 晚期梅毒 有 1/3 未经治疗者可发展成晚期梅毒,传染力虽弱,但可引起神经梅毒及心血管梅毒等,后果严重。

(六)妊娠期梅毒的早期诊断

其早期诊断包括:①配偶有冶游史、性病史及驱梅治疗史。②个人有性滥交史。③有不明原因的流产、早产或死胎史。④子女有胎传梅毒史。有以上四项中任何一项,均应及早检查梅毒螺旋体或血清学检查。

(七)梅毒对妊娠的不良影响

梅毒对妊娠的不良影响:①患梅毒的妇女常致不孕,梅毒妇女不孕率比正常妇女高 2~3 倍。②梅毒孕妇易发生流产、早产、死胎或出生先天性梅毒儿。③梅毒孕妇未经治疗,仅有 1/6 的机会分娩正常新生儿。④孕妇患梅毒,距受孕时间愈近,妊娠前又未经充分治疗,胎儿受感染的机会愈大。⑤梅毒孕妇第一、二胎常发生流产或死胎,第三胎先天性梅毒儿,第四胎分娩正常活婴。

(八)妊娠期梅毒的治疗

1. 对早期梅毒及隐性梅毒的孕妇,给予长效青霉素,总量 240 万单位,两侧臀部肌内注射分别为 120 万单位;或用普鲁卡因青霉素 G,每日 60 万单位,肌内注射,连续 8 日。

2. 晚期梅毒,如神经梅毒或心血管梅毒,青霉素应加大剂量和延长疗程。

3. 梅毒孕妇对青霉素过敏者,改服红霉素,每次 0.5 克,每日 4 次,连用 2~3 周为 1 个疗程。

4. 妊娠合并梅毒,在妊娠 16 周之前开始驱梅治疗,可以预防胎儿梅毒感染。较晚期开始驱梅治疗,可同时治疗受感染的胎儿。应用青霉素 360 万～900 万单位治疗后,可有效地预防胎传梅毒的发生。

5. 我国卫生部曾规定,妊娠期梅毒,单独应用青霉素肌内注射疗法。于妊娠前期(前 7 个月内)与妊娠后期(7～9 个月),各使用 1 个疗程,每个疗程青霉素 600 万单位,总量为 1 200 万单位。下次妊娠时,如血清反应转阴性,可不再进行驱梅治疗。

（九）妊娠并发梅毒的处理原则

1. 早期诊断,早期治疗。凡有梅毒感染的地区,孕妇首次检查时应常规抽血做康氏、华氏反应,以早期发现孕妇梅毒患者。

2. 在驱梅治疗前,应了解驱梅药物对胎儿有无不良影响。在治疗过程中应注意观察母子对药物的反应及胎儿在宫内发育情况。

3. 胎儿娩出后,应取脐血做康氏、华氏反应。如能在胎儿脐静脉内壁刮片查找梅毒螺旋体,可协助诊断有无先天性梅毒。

4. 胎盘娩出后,应肉眼仔细观察和送病理检查有无病变,以早期发现先天性梅毒患儿。

（十）梅毒能感染胎儿

梅毒是性传播疾病,先天性梅毒又称胎传梅毒,是由梅毒螺旋体或苍白螺旋体从母亲血流通过胎盘及脐静脉进入胎儿体内传染给胎儿的。若未经治疗胎儿娩出为活婴,则为先天性梅毒患儿。自妊娠 4 个月至分娩,病原体均可感染胎儿,妊娠期间如能经过适量的青霉素治疗,仅有 1‰ 左右的新生儿患先天性梅毒。先天性梅毒可引起下列病变:①骨软骨炎及骨膜炎,尤以婴儿时期为甚。②肝脾大、间质性肺炎及骨髓外造血。③鼻炎、鼻腭树胶肿及鼻梁下陷。④慢性脑膜炎、动脉内膜炎、慢性咽炎、中耳炎、"白色肺炎"、肾炎、恒牙异常及间质性角膜炎。

（十一）先天性梅毒的临床特点

1. 婴幼儿先天性梅毒 较常见。出生时可无任何表现,多数在出生后 2～3 个月开始出现症状。胎儿受感染越早,出生后症状越早发,病情也越严重。受染迟者则症状迟发,且病情多缓和,可延至数周,甚至数月后才出现症状。主要的非特异性表现有低热、哺乳欠佳、体重不增、虚弱无神、呕吐及腹胀,常伴出血和贫血等前驱症状。临床特点是:

(1)在头部、臀部及四肢出现斑丘疹,手掌与足底出现天疱疮,疱内含浆液或脓血,或手掌、足底皮肤硬固、发红有光泽。唇或臀部皮肤红硬、脱屑,可遗留永久性瘢痕。在肛门附近、女阴及阴囊出现扁平湿疣。全身或局部水肿。头发、眉毛和睫毛脱落。

(2)黏膜表现以鼻炎多见,可排出脓性黏液,有时带血。鼻塞及呼吸困难,出现喉炎时声音嘶哑或哭泣无声。唇部、口腔、外生殖器及肛门黏膜出现裂口、出血及溃疡等。

(3)淋巴结及肝脾肿大,有黄疸。

(4)手指或足趾发生梭形肿胀,肢体假性瘫痪,为梅毒性骨骺炎和骨膜炎所致。

(5)中枢神经系统表现为前囟凸起、颈部强直、角弓反张、脑积水、惊厥及昏迷等。

2. 儿童期或后期先天性梅毒 较少见。多在 5～6 岁以后发生间质性角膜炎、军刀腿、马鞍鼻、梅毒牙,膝关节肿痛、积液及变硬,慢性脑膜炎、智力落后、耳聋及视神经萎缩等。

（十二）先天性梅毒的早期诊断

凡有以下表现者,应考虑先天性梅毒的可能。

1. 新生儿时期 出现黄疸、水肿、肝脾及淋巴结肿大。外周血红细胞及血红蛋白减少,但有核红细胞增多,血小板减少。

2. 婴儿期(出生后 3~12 周) 出现皮疹、鼻炎及分泌物带血。口唇及肛门可见放射状裂疮与扁平湿疣。假性瘫痪。

3. 儿童时期 可见马鞍鼻、梅毒牙、军刀腿、间质性角膜炎、鼻中隔及上腭溃破等。

(十三) 先天性梅毒的防治

1. 治疗 先天性梅毒的治疗应在专业医生指导下进行,治疗原则是早期、系统、药物足量。主要采用青霉素 G,每个疗程总量为 30 万单位/千克体重,分 2 周肌内注射,共用 2 个疗程,间隔 2 周。对症状严重的患儿应从小剂量开始,以免发生赫氏反应(即因大量杀灭梅毒螺旋体所释放出的异性蛋白所引起的脑及心血管损害加重。)在此后的 2、4、6、9、12 个月复查血清。若治疗及时则多不留后遗症。

2. 预防 主要做好产前检查,常规做血清学检查,对孕妇患有 Ⅱ 期梅毒者要做了驱梅治疗,可使先天性梅毒发病率从 90% 降至 2% 以下,并能很好地保护胎儿。孕妇感染梅毒螺旋体应与医生合作,积极主动接受治疗,可预防先天性梅毒的发生。最根本的预防方法是取缔娼妓。

(十四) 妊娠期滴虫性阴道炎的感染途径及临床特点

滴虫性阴道炎是由阴道毛滴虫引起的一种常见的阴道炎,有3%~15%的正常妇女阴道内有滴虫,但并非都发生阴道炎,可长期寄生于尿道、尿道旁腺、膀胱或肾盂。

1. 妊娠期滴虫性阴道炎的感染途径

(1)直接传染:通过性交传播,滴虫多寄生于男性生殖道,引起尿道炎、前列腺炎及附睾炎,也有的无炎症。因此,丈夫有生殖系统滴虫病,可传染给孕妻而发病。

(2)间接传染:通过公共浴池、盆浴、游泳池、坐厕、衣物或检查的器械等传染。

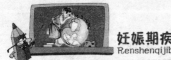

此外,妊娠期或产后期,由于阴道酸碱度的改变,致寄生于泌尿生殖系统的滴虫发病。由于阴道防御能力下降更易发生细菌混合感染,使症状加重。

2. 妊娠期滴虫性阴道炎的临床特点

(1)白带增多,白带呈黄绿色,有时为灰黄色、乳白色或黄白色,或黄色脓性白带。常呈泡沫状,伴有臭味。严重者白带混有血液。

(2)由于炎症和分泌物刺激,出现外阴瘙痒、灼热、疼痛及性交痛。

(3)炎症侵及尿道可出现尿频、尿急、尿痛及尿血等尿道刺激症状。

(4)约有半数带虫者无任何临床表现。

(5)检查可见阴道及宫颈黏膜红肿,有多数分散的红色斑点或突起。

(6)妊娠后由于阴道酸碱度改变,滴虫繁殖快,炎症改变加重,临床表现明显。

(7)滴虫合并细菌继发感染时,可伴有下腹不适、疼痛或低热。

(8)阴道分泌物可查出滴虫。

(十五) 妊娠期滴虫性阴道炎的防治

1. 妊娠前进行孕妇病普查,发现滴虫应积极治疗。

2. 严防间接传染,不用公共浴池、盆浴、游泳池、坐厕及衣物等。

3. 丈夫有滴虫者,应早期彻底治愈。

4. 妇产科检查时,应用彻底消毒的医疗器械,以防交叉感染。

5. 妊娠早期不易口服驱虫药,以防有致畸作用。

6. 常用卡巴砷或滴维净等阴道栓剂,每晚睡前清洗外阴后,置入阴道深处1枚。10日为1个疗程。

7. 应用0.5%～1%乳酸或醋酸或1∶5 000过锰酸钾溶液冲洗外阴,每日1次。

8. 治疗期间,防止重复感染,内裤和洗涤用的毛巾、浴巾应煮沸5～10分钟,以消灭病原菌。

9. 检查丈夫尿液和前列腺液,如为阳性者,应一并治疗。

十五、妊娠期其他疾病

过敏性休克及一氧化碳中毒在妊娠各期都可能发生。一旦发生,后果十分严重。因此,注射青霉素应做皮肤过敏试验,用煤火(气)时要通风。

(一)过敏性休克及主要诱发因素与临床特点

过敏性休克是外界某种抗原性物质,如药物、食物、虫毒及血清等进入机体后,短时间内通过免疫机制而引起的一种强烈的全身变态反应,发生突然而剧烈,常可危及生命。因此,每一个人都应十分清楚是否对某一抗原物质过敏,并熟悉对它的处理。

1. 引起过敏性休克的诱发因素

(1)抗生素:以青霉素引起者最迅速,以肌内注射为最多。但口服、含片、滴眼、滴鼻、雾化吸入、阴道栓剂,甚至皮肤试验皆可引起过敏性休克。其次是青霉素的半合成品、头孢菌素、链霉素、卡那霉素、多黏菌素、四环素族、氯(合)霉素及两性霉素等。

(2)生物制品:异种血清,如抗毒素、抗淋巴细胞血清、糜蛋白酶、促肾上腺皮质激素(ACTH)、胰岛素、疫苗、菌苗及丙种球蛋白等。

(3)注射剂:右旋糖酐铁、右旋糖酐、阿托品、维生素 B_1 及细胞色素 C。

(4)局部麻醉药:如普鲁卡因。

(5)解热镇痛药:如阿司匹林、复方氨基比林、复方阿司匹林、安乃近及复方奎宁等。

(6)含碘造影剂:如泛影钠、泛影葡胺等。

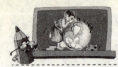
（7）昆虫叮咬：如黄蜂、蜜蜂等。

（8）食物：如蛋类、鱼虾类。

（9）安眠镇静药：如苯巴比妥钠、眠尔通、氯丙嗪、异丙嗪、吗啡及度冷丁等。

2. 临床特点　过敏性休克有一半以上于用药后 5 分钟内出现症状，10％于半小时以后出现症状，少数患者在连续用药过程中出现症状。一般分为 4 类表现：

（1）呼吸道阻塞症状：喉头及气管黏膜水肿、痉挛或肺水肿，出现胸闷、心悸及喉头堵塞感。呼吸困难呈进行性加重，面色潮红或发绀、口干、头晕、眼花、面部和四肢麻木等。

（2）循环衰竭症状：出汗、畏寒、面色苍白、烦躁不安、脉搏细弱及血压下降等。

（3）中枢神经症状：意识丧失、昏迷、抽搐及大小便失禁等。

（4）皮肤变态反应：瘙痒、荨麻疹及其他皮疹等。

患者可因呼吸与心跳骤停而死亡。部分患者恢复后因脑缺氧变性而有失语及偏瘫等后遗症。

（二）过敏性休克对妊娠的不良影响

1. 休克可使胎盘血流灌注不足，引起胎盘早期剥离，诱发弥散性血管内凝血。

2. 胎儿缺血、缺氧可致流产、早产、死胎或死产。

3. 即使孕妇恢复健康，也可发生胎儿宫内发育迟缓、体重减轻或脑部受损。

4. 孕妇过敏性休克，可使胎儿宫内窒息率增高。

5. 孕妇流产、早产或死胎、死产，可加重休克，增加母胎死亡率。

6. 分娩后，新生儿可有智力低下。

7. 孕产妇可遗留后遗症及合并感染。

（三）妊娠期过敏性休克的预防和抢救

1. 妊娠期过敏性休克的预防

（1）凡应用青霉素或易引起过敏的药物，首先要耐心详细地询问患者有无过敏史。

（2）对于过敏体质者，必须做过敏试验，并备好肾上腺素、氧气及地塞米松等以备急需。

（3）如皮肤敏感试验阳性而又必须使用某一血清制剂者，则应采用脱敏方法给药，从小剂量开始逐渐增加用量，以求脱敏。

（4）对青霉素过敏者，不可再用，改用其他种类抗生素。

（5）妊娠期应禁用各种疫苗、菌苗预防注射。

（6）妊娠期慎用或禁用碘制剂或含碘 X 线造影剂。

（7）妊娠期应严防昆虫叮咬。

（8）孕妇对蛋类及海鲜过敏，应禁食。

2. 抢救妊娠期过敏性休克的方法

（1）立即停用或清除引起变态反应的药物或物质。

（2）吸氧和维持呼吸道通畅。

（3）应用 0.1％肾上腺素 0.5 毫升，肌内注射（原注药针眼注入更好），严重病例可用肌内注射量的 1/2～2/3 稀释于 50％葡萄糖溶液 40～50 毫升中静脉注射，无效者，可于 10～15 分钟后重复注射。

（4）应用钙制剂，如 10％葡萄糖酸钙液或 5％溴化钙液 10～20 毫升，静脉注射。必要时可减半量再注射 1 次。

（5）应用激素，如地塞米松 5～10 毫克溶于 5％～10％葡萄糖溶液 500 毫升内，静脉滴注。

（6）补充血容量，可应用中分子右旋糖酐或平衡盐水 500～1 000 毫升，伴有肺水肿时应控制输入速度和输入量。

（7）应用抗生物活性药物，如脱敏药物。

（8）给予升压药物。

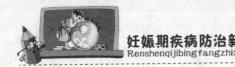
（9）对喉头水肿、肺水肿、脑水肿、循环骤停、代谢性酸中毒及荨麻疹等进行对症治疗。

（10）及时处理产科情况，如流产、早产、死胎，或适时终止妊娠。

（四）妊娠期一氧化碳（煤气）中毒的临床特点及相互不良影响

家庭用煤、木炭及煤气作燃料是生活中一氧化碳（煤气）中毒的主要来源。一氧化碳对人的危害主要与空气中浓度、接触时间及孕妇的健康情况（如贫血）等有关。

1. 临床特点

（1）轻度中毒：血中碳氧血红蛋白（COHb）浓度在 $10\% \sim 20\%$，可出现头痛、眩晕、心悸、恶心、呕吐、四肢无力，甚至短暂的晕厥。吸入新鲜空气后，上述症状迅速消失。

（2）中度中毒：血中碳氧血红蛋白浓度在 $30\% \sim 40\%$，除轻度中毒症状加重外，且有昏迷或虚脱。皮肤和黏膜呈樱桃红色，尤以面颊部、前胸和大腿内侧明显。如及时抢救，吸入新鲜空气或加压给氧后，可能较快清醒，数日内恢复，一般无后遗症。

（3）严重中毒：血液碳氧血红蛋白浓度约在 50% 以上。多在短时间内大量吸入及高浓度的一氧化碳所致。患者可突然昏倒，昏迷可持续数小时，甚至几昼夜；常并发脑水肿、肺水肿、心脏损害、心律失常或传导阻滞；可出现高热或惊厥，皮肤和黏膜苍白或发绀。

2. 妊娠与一氧化碳中毒的相互不良影响

（1）妊娠期贫血越重，一氧化碳中毒的程度越重。

（2）孕妇伴有心脏病、高血压及呼吸系统疾病时，一氧化碳中毒时病情加重。

（3）一氧化碳中毒可引起流产、早产及死产。

（4）一氧化碳中毒可致脑损害及发育迟缓。

（5）一氧化碳中毒的产妇可生下智力低下的新生儿。

（6）妊娠合并一氧化碳中毒,则死亡率增加。

（五）一氧化碳中毒的防治

1. 一氧化碳中毒的预防

（1）广泛宣传室内用煤火时应有安全设备,如烟囱、小通气窗及风斗等。

（2）用煤火的人要懂得煤气中毒的症状和急救知识。

（3）应了解煤气对人(尤其是孕妇)危害的严重性,只要有安全设备,注意预防,煤气中毒完全可以避免。

2. 一氧化碳中毒的救治

（1）迅速搬移患者到空气清新处,解开领口、裤带,清除口鼻分泌物,保持呼吸道通畅。

（2）吸氧。

（3）应用呼吸兴奋药,必要时用气管插管加压给氧或做人工呼吸。

（4）人工冬眠,可使患者处于保护性抑制状态,有助于脑细胞对缺氧的耐受。

（5）应用细胞色素C及三磷酸腺苷等。

（6）防治脑水肿,补液不宜过快、过多。

（7）防治肺水肿。

（8）可用抗生素防治感染。